AF464756

Dr Louis FOLLIET
Ex-Interne Lauréat des Hôpitaux de Lyon.
(Prix Bouchet 1913).

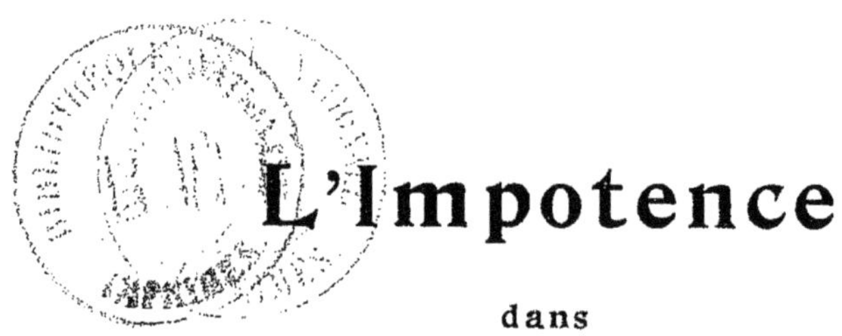

L'Impotence dans les Affections rhumatismales Chroniques

Ses diverses causes. — Son pronostic Son traitement

LYON. — IMP. A. REY

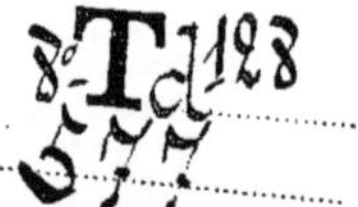

A Monsieur le Docteur Françon

Respectueux hommage de l'auteur d[illegible]
[illegible] meilleur souvenir et l'assurance de son très
[illegible]incère dévouement

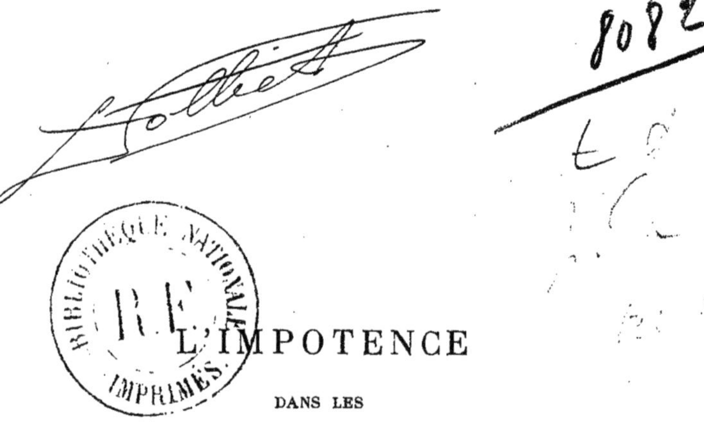

L'IMPOTENCE

DANS LES

AFFECTIONS RHUMATISMALES

CHRONIQUES

(Ses diverses Causes. — Son Pronostic. — Son Traitement).

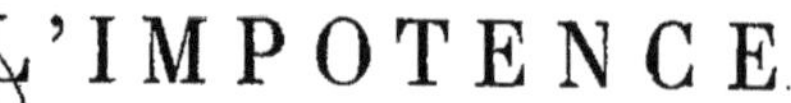

L'IMPOTENCE

DANS LES

AFFECTIONS RHUMATISMALES

CHRONIQUES

(Ses diverses Causes. — Son Pronostic. — Son Traitement)

PAR

Le Dr Louis FOLLIET
Ex-Interne lauréat des Hôpitaux de Lyon.
(Prix Bouchet, 1913).

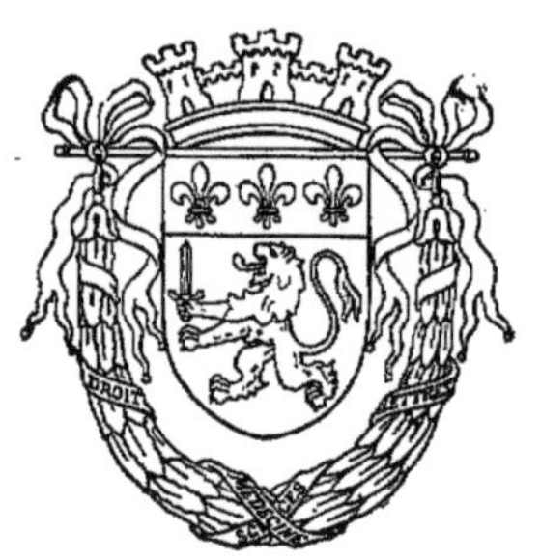

LYON
A. REY, IMPRIMEUR-EDITEUR DE L'UNIVERSITÉ
4, RUE GENTIL, 4

1913

A LA MÉMOIRE DE MON ONCLE

Le Docteur Antoine FOLLIET

Médecin aux Eaux d'Aix-les-Bains.

A MON PÈRE

Pharmacien à Aix-les-Bains.

ET A MA MÈRE

En témoignage de ma très vive reconnaissance et de ma profonde affection.

A MA SŒUR

A MON ONCLE

Le Docteur F. HELME

Directeur-Adjoint à l'École des Hautes-Etudes,
Chevalier de la Légion d'honneur.

Il nous a sans cesse témoigné le plus bienveillant intérêt au cours de nos études, et nous a donné maintes fois de précieux conseils pour notre avenir. Nous ne saurions trop lui dire notre reconnaissance. Qu'il soit assuré de notre très affectueux dévouement.

A MON ONCLE

Le Docteur MICHON

Ex-Interne des Hôpitaux de Lyon.

Qui fut pour nous un guide des plus sûrs ; nous l'en remercions bien vivement. Nous n'oublierons jamais l'accueil si affectueux que nous avons toujours trouvé à son foyer.

A TOUS CEUX QUE J'AIME

A mon Président de Thèse :

MONSIEUR LE PROFESSEUR ROQUE

Professeur de Clinique médicale à la Faculté de Lyon,
Chevalier de la Légion d'honneur.

Nous lui sommes très reconnaissant du grand honneur qu'il nous fait en acceptant de présider cette thèse.

A mon Maître :

MONSIEUR LE DOCTEUR MOUISSET

Médecin des Hôpitaux.

Qui nous a inspiré ce travail. Nous n'oublierons jamais tout ce que nous devons à son enseignement, ni les nombreuses marques d'intérêt et de bienveillante sympathie qu'il n'a cessé de nous donner au cours de nos études. Qu'il soit assuré de notre profonde reconnaissance et de notre respectueux attachement.

A MES MAITRES DANS LES HOPITAUX

EXTERNAT

M. le professeur agrégé TIXIER, chirurgien des Hôpitaux.

M. le professeur agrégé DURAND, chirurgien des Hôpitaux.

M. le professeur J. COURMONT, médecin des Hôpitaux.

M. le professeur WEILL.

M. le Dr LECLERC, médecin des Hôpitaux.

M. le professeur PIC, médecin des Hôpitaux.

INTERNAT PROVISOIRE

M. le professeur NICOLAS.

M. le Dr MOLLARD, médecin des Hôpitaux.

INTERNAT

M. le professeur agrégé DURAND, chirurgien des Hôpitaux.

M. le professeur JABOULAY.

M. le Dr BONNET, médecin des Hôpitaux.

M. le professeur agrégé VORON, accoucheur des Hôpitaux.

M. le Dr VIGNARD, chirurgien des Hôpitaux.

M. le Dr MOUISSET, médecin des Hôpitaux.

M. le professenr agrégé TIXIER, chirurgien des Hôpitaux.

M. le professeur agrégé VILLARD, chirurgien des Hôpitaux.

A MES MAITRES A LA FACULTÉ

LABORATOIRE DE MÉDECINE OPÉRATOIRE

M. le Professeur M. POLLOSSON
M. le Professeur agrégé TIXIER

LABORATOIRE D'ANATOMIE

M. le Professeur TESTUT
M. le Professeur agrégé LATARJET

M. le professeur TEISSIER,
M. le Dr MOUISSET
M. le Dr LECLERC
M. le Dr CADE

Nous ont très obligeamment fourni les observations de cette thèse.

M. le Dr CRÉMIEU

Nous a aidé de ses conseils.

Que tous soient assurés de notre profonde gratitude.

DU MÊME AUTEUR

Un cas de pustule maligne (en collaboration avec M. le Dr Durand). *Société des Sciences médicales*, 22 décembre 1909; *Lyon Médical*, 1910, t. I, p. 822.

Angiomes énormes du thorax et du membre supérieur (en collaboration avec M. le Dr Bonnet). *Société des Sciences médicales*, 11 janvier 1911; *Lyon Médical* 1911, t. I, p. 971.

Insertion vélamenteuse du cordon. Arrachement au point d'implantation sur les membranes. Enfant vivant (en collaboration avec M. le Dr Voron). *Société des Sciences médicales*, 6 décembre 1911; *Lyon Médical*, 1912, t. I, p. 239.

Otite chronique très ancienne avec volumineux cholestéatome; évidement mastoïdien; suture primitive (en collaboration avec MM. Vignard et Sargnon). *Société des Sciences médicales*, 13 décembre 1911; *Lyon Médical*, 11 février 1912, t. I, p. 297.

Deux observations d'accouchement provoqué thérapeutique chez des diabétiques (en collaboration avec M. le Dr Voron). *Lyon Médical*, 21 avril 1912, n° 16, p. 873, et *Gazette Médicale de Paris*, 25 septembre 1912.

Hydropisie de l'appendice iléo-cæcal (en collaboration avec M. le Dr Mouisset). *Société Nationale de Médecine*, 3 juin 1912; *Lyon Médical*, 1912, t. II, p. 166.

Diabète et puerpéralité. Revue générale, in *Gazette des Hôpitaux*, 14 septembre 1912, n° 105, p. 1463.

Hygroma prérotulien à grains riziformes (en collaboration avec M. le Dr Tixier). *Société des Sciences médicales*, 11 décembre 1912; *Lyon Médical*, 2 février 1913, t. I.

Infarctus ancien du myocarde avec grande dilatation sacciforme du ventricule gauche (en collaboration avec M. le Dr Mouisset). *Société Nationale de Médecine*, 23 décembre 1912; *Lyon Médical*, 2 février 1913, t. I, p. 214.

De l'épilepsie dans le cours de la fièvre typhoïde (en collaboration avec M. le Dr Mouisset). *Lyon Médical*, 30 mars 1913, n° 13, p. 665.

Ulcère de l'estomac adhérent au foie et au pancréas. intervention. Guérison (en collaboration avec M. le Dr Tixier). *Société des Sciences médicales*, 21 mai 1913; *Lyon Médical*, 21 septembre 1913, p. 463, t. II.

L'IMPOTENCE

DANS LES

AFFECTIONS RHUMATISMALES

CHRONIQUES

(Ses diverses causes. — Son pronostic. — Son traitement).

EXPOSÉ DU SUJET

Le but que nous nous proposons est d'étudier le mécanisme et les diverses modalités des impotences provoquées par les affections rhumatismales chroniques. Avant d'entrer dans le plein de notre sujet, il convient donc de définir *le rhumatisme chronique* au point de vue de sa classification, de ses formes, de ses localisations. Il est nécessaire de préciser ce que l'on entend par *impotence*. Ce n'est qu'à ce prix que nous pourrons utilement commencer l'étude approfondie que nous nous proposons.

Définition et classification. — Le rhumatisme chronique n'est pas au nombre des affections faciles à cataloguer ou à étiqueter et son manque d'unité, son polymorphisme rendent malaisée toute définition.

Celle-ci peut-elle être tirée de l'*anatomie pathologique ?* Non, car les lésions du rhumatisme chronique n'ont rien de spécifique.

Peut-elle être tirée de l'*étiologie* ? Non plus, du moins dans l'état actuel de nos connaissances, les diverses pathogénies du rhumatisme chronique n'étant pas jusqu'ici élucidées d'une façon définitive.

Il faut donc rester sur le terrain *clinique* et nous pensons, comme MM. Teissier et Roque, que, « si la classification pathogénique exacte, qui serait la seule rigoureuse, n'est pas encore possible, du moins peut-on s'en rapprocher en étudiant l'étiologie, les parentés morbides, le début, l'évolution, les terminaisons, les suites plus ou moins lointaines de ces manifestations articulaires. On arrive ainsi à créer un certain nombre de groupes qui auront une allure à peu près constante. »

Nous admettrons donc qu' « à l'heure actuelle, le rhumatisme n'est encore qu'une étiquette nosologique facile, assemblant, dans un cadre commun, des modalités cliniques sans autre lien entre elles que la notion de longue durée de ces affections articulaires ». La classification des rhumatismes chroniques est donc quelque peu factice; pour notre part, nous choisirons celle de Teissier et Roque, qui a le mérite d'être basée sur l'observation des faits. Voici cette classification :

A. *Rhumatismes chroniques primitifs :* Rhumatisme déformant progressif (ou trophonévrose).

B. *Rhumatismes chroniques secondaires :*

1° Rhumatismes infectieux :
Secondaire au rhumatisme articulaire aigu ;
Tuberculeux ;
Blennorragique ;
Scarlatin, etc.

2° Rhumatismes toxiques (ou dyscrasique ou goutteux) :
Auto-intoxications, troubles des organes à sécrétion interne, etc.

Localisations. — Dans le langage courant, qui dit rhumatisme dit généralement *arthrite ;* cependant, bien que les arthrites soient les manifestations les plus fréquentes et les plus typiques du rhumatisme chronique, ce ne sont pas les seules ; le processus rhumatismal peut frapper tous les tissus de l'économie et, pour nous, le terme d'*affections rhumatismales chroniques* comprendra les localisations suivantes :

1° *Localisations articulaires* (arthrites, ostéo-arthrites) ;
2° *Localisations musculaires* (rhumatisme musculaire, myosites) ;
3° *Localisations synoviales* (synovites tendineuses) ;
4° *Localisations fibreuses* (aponévrites, ténosites, etc.) ;
5° *Localisations nerveuses* (névrites périphériques) ;
6° *Localisations veineuses* (phlébite).

L'impotence — Nous définirons *l'impotence* : « la perte partielle ou totale, passagère ou définitive de la valeur fonctionnelle d'un membre ou de tout autre segment mobile, tel que la colonne vertébrale ».

Cette *valeur fonctionnelle* est déterminée par les qualités qui assurent au membre l'accomplissement intégral de son rôle, à savoir la *force* et la *motilité*. Toutes les fois que ces deux qualités subiront une diminution quelconque, il y aura impotence. Voyons par quel mécanisme.

Un *membre* peut être considéré comme une série de *segments osseux* réunis par des *articulations* permettant la mobilisation des segments les uns sur les autres, laquelle est assurée par les *muscles*.

Dans le fonctionnement d'un membre, il faut envisager deux états différents : *l'état de mouvement et l'état statique*.

a) En ce qui concerne *l'aptitude à se mouvoir*, un membre peut être frappé d'impotence :

1° Parce que la motilité y est anormale ;

2° Parce qu'elle est diminuée.

Les *mouvements anormaux* s'observent dans certaines *lésions articulaires* (destructions osseuses, laxité ligamentaire). Quant à la *limitation des mouvements*, elle peut être soit purement fonctionnelle, et due à la *douleur* sous toutes ses formes, soit anatomique par lésion *de l'articulation* (ankylose), des *muscles* (contractures, atrophie) ou des *parties molles* (rétractions aponévrotiques).

b) Pour qu'un membre considéré à l'*état statique* ait sa complète utilité, il faut :

1° *Que ses divers segments conservent entre eux leurs rapports normaux ;*

2° *Qu'ils soient exactement immobilisés les uns sur les autres.*

D'où deux autres catégories d'impotence, qui seront dues à l'altération de l'une ou de l'autre de ces conditions.

La *modification des rapports* entre les segments peut être provoquée : *par des lésions de l'articulation* (luxations, laxité ligamenteuse, etc.); *par des lésions des muscles* (contractures, rétractions) ; *par des lésions des tissus périarticulaires* (rétractions aponévrotiques, etc.)

Leur immobilisation peut devenir insuffisante *par des lésions des muscles*, véritables ligaments actifs des articulations.

En résumé, si nous analysons les causes d'impotence des membres, soit à l'état statique, soit à l'état de mouvement, nous voyons qu'on peut les grouper sous quatre chefs :

1° *Impotence par douleur ;*
2° *Impotence par lésions articulaires ;*
3° *Impotence de cause musculaire ;*
4° *Impotence par lésion des tissus fibreux.*

Nous allons étudier successivement chacune de ces causes d'impotence dans les affections rhumatismales chroniques.

CHAPITRE PREMIER

L'IMPOTENCE PAR DOULEUR

La douleur est une source capitale d'impotence. Un individu qui souffre lorsqu'il mobilise un segment de membre s'efforce, par une sorte de réflexe de défense, de l'immobiliser au maximum pour ne pas souffrir. De ce fait, le rhumatisme chronique, affection éminemment douloureuse, puisque, dans le langage populaire, douleur est devenu synonyme de rhumatisme, se caractérise souvent par une impotence relevant de ce mécanisme. Etudions en détail cette première sorte d'impotence.

A. — CARACTÈRES GÉNÉRAUX DES DOULEURS RHUMATISMALES CHRONIQUES

Les douleurs du rhumatisme chronique présentent un caractère bien connu qui est commun à toutes les formes pathogéniques et cliniques de cette affection, c'est d'être exagérées par le froid et l'humidité. C'est au point que l'on a voulu faire de ce caractère un signe pathognomonique de la maladie, et rapporter au rhumatisme chronique toute douleur influencée par la température et l'état hygrométrique.

Diverses modalités de la douleur. — Les douleurs rhumatismales chroniques peuvent se présenter sous *différents types :* sensations de brûlure, de cuisson, d'arrachement, de dislocation, douleurs térébrantes, douleurs fulgurantes, etc.

Au point de vue de leur *intensité*, on peut voir tous les degrés, depuis les douleurs vagues et mal localisées jusqu'à la douleur atroce qui arrache des cris au malade et ne peut être soulagée que par la morphine.

Evolution des phénomènes douloureux. — Les douleurs rhumatismales chroniques sont souvent plus vives et plus marquées pendant la nuit, empêchant les malades de dormir. Le fait est très fréquent, il s'observe pour les douleurs à type de crampes musculaires de la polyarthrite déformante, pour les arthralgies tuberculeuses, etc. D'autre part, les douleurs sont souvent réveillées ou exagérées par la fatigue, la marche, etc. (obs. XII *bis*).

Dans d'autres cas, les douleurs diminuent par le mouvement et sont plus marquées au début de la journée qu'à la fin, comme si le membre « se dérouillait ». Ceci se voit surtout dans les rhumatismes blennorragiques (obs. XI).

Dans leur évolution générale, si parfois les phénomènes douloureux sont *continus* et *permanents*, dans la majorité des cas ils se présentent sous forme de *poussées* ou de *crises* d'une durée plus ou moins longue, entrecoupées par des périodes de rémission, pendant lesquelles les douleurs s'atténuent ou disparaissent même complètement. L'impotence, comme de juste, évolue parallèlement aux phénomènes douloureux; peu marquée dans l'intervalle des crises, elle s'accuse au moment des poussées.

Comment et quand cessent les phénomènes douloureux?

Il est difficile de répondre d'une façon générale; il faut, en effet, tenir compte d'un grand nombre de facteurs (cause de la douleur, variété du rhumatisme chronique, etc.). Parfois la cessation des douleurs coïncide avec l'apparition d'une autre cause d'impotence : dans les arthrites plastiques, les phénomènes douloureux cessent, quand s'établissent l'ankylose et l'immobilisation définitive de l'article.

B.— DIVERSES LOCALISATIONS DES PHÉNOMÈNES DOULOUREUX DANS LES AFFECTIONS RHUMATISMALES CHRONIQUES

I. — DOULEURS A LOCALISATION PRÉCISE

1° Douleurs articulaires. — Ce sont de beaucoup les plus fréquentes; mais elles sont de nature diverse et peuvent être rangées en deux groupes :

1° *Les unes correspondent à des lésions anatomiques de la jointure ;*

2° *Les autres sont des arthralgies simples, sans lésions appréciables de l'article.*

Dans le premier cas, la pathogénie des phénomènes douloureux est facile à concevoir : ils sont dus, soit aux troubles congestifs, fluxionnaires, caractéristiques des poussées rhumatismales, soit à des désordres plus graves et plus définitifs de la jointure : lésions de la synoviale et des cartilages, destructions ligamenteuses, etc. De telles douleurs articulaires s'observent dans toutes les formes du rhumatisme chronique ; dans les arthrites déformantes, les douleurs articulaires vraies sont, en réalité, peu accusées et les phénomènes douloureux se présentent surtout sous forme de crampes musculaires, de fourmillements à type névritique. Dans les rhumatismes infectieux, les douleurs articulaires sont plus marquées, sauf quand survient l'ankylose.

A noter encore que l'intensité des phénomènes douloureux ne correspond souvent pas à la gravité des lésions articulaires. Avec des déformations énormes de la jointure, comme on en voit dans certaines arthrites sèches séniles, il n'y a que peu de douleurs. L'inverse peut aussi s'observer.

Dans les arthralgies, les lésions articulaires sont au minimum, si tant est qu'elles existent ; cliniquement, il n'y a aucun signe objectif du côté de la jointure.

Les arthralgies sont extrêmement fréquentes au cours du rhumatisme tuberculeux articulaire, dont elles constituent une des formes cliniques (Beau, Perroud, Weill, Poncet) (obs. XII *bis*).

Ces arthralgies tuberculeuses sont oligoarticulaires ; elles aiment les grosses articulations : épaule, genou, tibio-tarsienne, poignet, coude, etc., peuvent atteindre la colonne vertébrale. Elles s'accompagnent souvent de myalgies, de névralgies de voisinage ; le repos les calme ; les analgésiques habituels (salicylate, etc.) restent sans effet sur elles, alors que la cryogénine a une action sédative des plus nettes (obs. XII *bis*).

Qu'elles précèdent ou suivent des déterminations tuberculeuses vraies, les arthralgies sont fugaces, mobiles, se déplacent facilement d'une jointure à l'autre ; leur répétition incessante, chez certains malades, permet de les ranger dans les manifestations chroniques du rhumatisme.

Les arthralgies sont également une des manifestations les plus importantes du *rhumatisme blennorragique* chronique (Fournier). Elles occupent le genou, le cou-de-pied, les orteils, simultanément ou successivement ; les articulations du membre supérieur sont moins souvent touchées. Contrairement aux arthralgies tuberculeuses, elles tendent souvent à se fixer sur les petites jointures des extrémités. Les douleurs sont très variables ; parfois très marquées, même au repos, elles déterminent une impotence absolue ; d'autres fois, moins intenses, elles n'apparaissent qu'à l'occasion des mouvements. Quoi qu'il en soit, ces arthralgies blennorragiques sont plus marquées le matin au réveil, puis, avec les mouvements, la jointure petit à petit « se dérouille » et l'impotence est moins marquée à la fin de la journée (obs. XI).

Il existe de semblables arthralgies dans tous les rhumatismes infectieux et, particulièrement, dans le rhumatisme scarlatin (th. Jullemier, Paris, 1902).

Aux arthralgies, avons-nous dit, ne correspondent pas de lésions appréciables de la jointure. M. Patel, qui a fait l'autopsie de rhumatisants tuberculeux ayant présenté des arthralgies n'a rien constaté d'anormal, au niveau des articulations qui avaient été douloureuses pendant la vie. Il faut donc invoquer, pour les expliquer, des troubles congestifs passagers de la synoviale, dus à l'influence des toxines microbiennes, qu'elles soient tuberculeuses, blennorragiques ou autres. D'autres font intervenir l'action des centres nerveux. Limasset attribue les arthralgies blennorragiques à des troubles médullaires purement fonctionnels et causés par les toxines gonococciennes. Pour Weill, les arthralgies des tuberculeux peuvent être dues à des « troubles de fonctionnement dans les centres nerveux sous l'influence de l'infection tuberculeuse ».

Pour en finir avec les douleurs articulaires, il nous faut encore signaler celles dues à des *corps étrangers de la jointure*. Ceux-ci ne s'observent guère que dans certains cas de monoarthrite déformante, et, encore, bien souvent, ils sont peu mobiles et ne causent que peu de troubles. On a pu cependant les voir donner lieu au syndrome douloureux classique. Dans ce cas, on a une impotence aiguë et absolue, la marche devient impossible. Mais cette impotence est transitoire comme les douleurs qui l'occasionnent ; elle cesse brusquement, en même temps qu'elles, et il est curieux de comparer cette impotenee aiguë et passagère à celle d'évolution lente et prolongée, que l'on observe habituellement dans les affections rhumatismales chroniques.

2° Douleurs osseuses. — Parfois les douleurs

rhumatismales chroniques siègent au niveau des os, laissant les articulations relativement libres.

Les ostéalgies sont fréquentes dans le *rhumatisme tuberculeux*. Elles se produisent surtout le soir et la nuit quand le sujet a été exposé à des fatigues physiques. Leur siège d'élection est l'extrémité inférieure du fémur (c'est ce que Beau appelait la mélalgie), puis les tibias et les clavicules, plus rarement les membres supérieurs. Elles accompagnent, en général, les arthralgies et sont parfois assez intenses pour empêcher les malades de marcher.

Dans le *rhumatisme diathésique ou goutteux*, on a décrit une forme ostéalgique. Survenant chez des malades qui présentent de multiples manifestations de l'arthritisme, les douleurs éclatent pendant la nuit, à la suite d'un refroidissement ou d'un excès. Elles siègent dans la continuité des os longs : fémur, humérus, etc. et laissent intactes les articulations. Elles ne s'accompagnent d'aucun signe objectif et cessent pendant le jour. Dans un grand nombre de cas, sinon dans tous, ces douleurs seraient dues, pour MM. Teissier et Roque, au développement de nodosités et de stalactites uriques sous-périostées, d'où la dénomination fréquemment usitée de rhumatisme périostique.

Ces douleurs osseuses du rhumatisme chronique causent, en général, peu d'impotence. Elles siègent dans la continuité des os et sont, par conséquent, peu influencées par les mouvements. Ce n'est que dans les cas très intenses qu'elles peuvent gêner la marche ou la station debout.

3° Douleurs musculaires. — Elles peuvent être classées en deux catégories :

Dans beaucoup de cas il n'existe pas de lésions appréciables ; on a une *myalgie* simple, comparable à une arthralgie. D'autres fois, il peut y avoir des modifications transitoires purement « fluxionnaires » de la fibre musculaire. Enfin, à côté de ces troubles uniquement fonctionnels, les douleurs peuvent accompagner une *myosite rhumatismale chronique* (nous étudierons celles-ci plus loin et les laisserons de côté pour le moment).

Les douleurs musculaires rhumatismales s'observent dans les formes dyscrasiques et dans les formes infectieuses. Dans le premier cas, elles peuvent se montrer au cours du rhumatisme goutteux, elles constituent une des localisations douloureuses du rhumatisme vague. Dans le deuxième cas, elles sont particulièrement fréquentes, qu'il s'agisse de rhumatisme vrai ou de rhumatisme tuberculeux, blennorragique, etc. Voici quelques exemples :

Dans le rhumatisme tuberculeux, les hyperesthésies musculaires, bien décrites par Weill, Phillips, Rona, Löbker, Schultze, constituent le trouble sensitif le plus fréquent. Souvent localisées aux muscles thoraciques, elles peuvent également atteindre les membres et, en particulier, les cuisses. Unilatérales ou prédominantes d'un côté, ces myalgies souvent passagères peuvent aussi avoir une évolution chronique puisque, dans les observations de Weill, elles ont duré 2 mois (obs. IV et VI), 9 semaines (obs. XII), 3 mois (obs. V et XX) (*Rev. de Médecine*, 1893). Dans la thèse de Dez, on trouve de nombreuses observations de rhumatisme musculaire tuberculeux et, en les parcourant, on peut se rendre compte de l'impotence provoquée. Dans certains cas extrêmes (obs. VI et VIII de Dez) le malade, complètement immobilisé, est cloué au lit.

Ces douleurs musculaires des tuberculeux ont été attribuées à l'influence des toxines microbiennes sur le tissu musculaire (Poncet).

Dans le rhumatisme blennorragique les douleurs musculaires sont également une manifestation fréquente (Fournier, Jacquet, etc.). « Sur mes 39 malades, écrit Fournier, il en est 8 qui accusèrent des douleurs évidemment musculaires, douleurs affectant les masses lombaires, les muscles de la nuque, ceux du dos, ceux de l'avant-bras, le deltoïde, le grand pectoral, etc. » Jacquet admet, à côté des myalgies s'accompagnant d'arthro-rhumatisme, l'existence d'une forme musculaire pure.

Toutes les douleurs rhumatismales musculaires, quelle que soit leur nature, s'exagèrent très vivement par la contraction des muscles au niveau desquels elles siègent. La station debout, le moindre mouvement, provoquent parfois des souffrances intolérables, aussi le malade s'immobilise encore plus rigoureusement que dans les autres manifestations douloureuses du rhumatisme chronique.

4° **Douleurs aponévrotiques.** — A côté des phénomènes douloureux localisés au niveau des muscles prennent naturellement place ceux qui siègent dans les aponévroses, ou, d'une façon plus générale, dans les tissus fibreux. Jacquet dit : « Tendons et aponévroses, riches en nerfs, de sensibilité pathologique exquise, jouent dans la douleur rhumatismale un rôle prédominant, bien que méconnu, au profit des synoviales. »

Ces aponévralgies sont surtout fréquentes dans les rhumatismes infectieux d'origine rhumatismale, tuberculeuse, etc., mais on les voit surtout comme manifestation du *rhumatisme blennorragique*. Jacquet a bien décrit les douleurs ostéofibreuses des aponévroses plantaires dans la blennorragie chronique (obs. XI). De même, dans la rétraction des aponévroses palmaire ou plantaire, il y a un premier stade de « fasciite » (Ledderhose), ou « d'aponévrite » (de Bovis) où la symptomatologie est uniquement représentée par des phénomènes douloureux dus à l'inflammation des lames fibreuses.

Ces douleurs aponévrotiques causent toujours un certain degré d'impotence. Siégeant surtout à la plante des pieds, elles gênent la marche et la station debout, obligeant parfois les malades à garder le lit (obs. XI).

5° **Douleurs synoviales.** — Il s'agit ici des douleurs dues aux *synovites tendineuses* si fréquentes dans le rhumatisme chronique et, en particulier, dans l'infection blennorragique ou tuberculeuse. Nous avons rapproché ces douleurs des douleurs musculaires, car muscle, tendon, synoviale tendineuse, forment un même appareil tant au point de vue anatomique qu'au point de vue physiologique. Cette solidarité fonctionnelle se retrouve encore en pathologie ; en effet, les douleurs des synovites tendineuses peu intenses normalement, sont réveillées par les contractions des muscles correspondants et l'impotence résultera de l'immobilisation de ces muscles pour éviter la douleur. A la main, les mouvements de flexion ou d'extension des doigts seront gênés ; au pied, la marche sera parfois très pénible, ou même impossible. Le degré de l'impotence sera proportionnel à celui de la douleur ; si certaines synovites, les tuberculeuses par exemple, sont presque indolentes, d'autres, comme les blennorragiques, occasionnent de vives souffrances.

6° **Névralgies.** — Les phénomènes douloureux correspondant au trajet des nerfs sont extrêmement fréquents dans le rhumatisme chronique et sont une source capitale d'impotence. Nous distinguerons deux groupes cliniques :

1° *Les névralgies par compression nerveuse ;*

2° *Les névralgies d'origine infectieuse ou dyscrasique.*

1° Les premières sont dues à la compression des racines ou des nerfs par des lésions ostéo-articulaires des membres ou de la colonne vertébrale. Pour les membres, c'est la monoarthrite déformante qui cause généralement des compressions nerveuses. Gosselin et Quénu ont signalé les *sciatiques* accompagnant le *morbus coxæ senilis*. Quénu a observé un cas dans lequel le sciatique adhérait au carré crural, lui-même fusionné avec la partie postérieure de l'articulation de la hanche ; le nerf était atteint de névrite. Au coude, c'est le cubital qui peut être comprimé par des ecchondroses.

Dans les spondyloses rhumatismales, on observe fréquemment des névralgies par compression. Robin et Londe, Hayem et Parmentier, Forestier, etc., les ont signalées. Ce sont, non seulement des douleurs thoraciques, mais des *névralgies sciatiques* ou *crurales*, plus rarement brachiales. Elles prédominent parfois au point de constituer une *forme pseudo-névralgique de spondylose* (Forestier). Il semble bien que dans un certain nombre de cas, en particulier dans les spondyloses ankylosantes ostéophytiques, il faille les attribuer à une compression des racines postérieures au niveau des trous de conjugaison, compression réalisée par des exostoses. C'est ce qui est admis par Leyden, Homolle, Betcherew, Gowers, Sénator, etc.

Mais, dans certaines spondyloses ankylosantes, les phénomènes névralgiques ne sont que passagers; la compression des racines rachidiennes serait alors réalisée pour Forestier, Sénator, soit par une périostite passagère des trous de conjugaison, soit par un état de congestion intense des veines méningées avec légère pachyméningite externe.

2° A côté de ces névralgies par compression, relevant directement du processus rhumatismal, il en est d'autres qui s'observent aussi chez des sujets entachés de rhumatisme chronique, mais dont la nature intime semble être toxique ou dyscrasique. Leurs rapports avec le rhumatisme sont discutables; peut-être n'existe-t-il pas une filiation vraie entre le rhumatisme et ces douleurs; Poncet, cependant, n'hésite pas à les rattacher à la diathèse rhumatismale chronique.

Elles peuvent être dues au rhumatisme franc et si le cadre de la sciatique *a frigore* diminue, l'affection n'en existe pas moins ; enfin, la blennorragie, la tuberculose, etc., sont souvent à leur origine.

Au cours de l'urétrite blennorragique, on observe des sciatiques bien étudiées par Fournier, Diday, Jullien, Coutagne, Brisson, et, plus rarement, des névralgies crurales (Coutagne).

De même, chez les tuberculeux, on observe fréquemment des sciatiques étudiées par Perroud, Péter, Poncet, Villedieu (21 pour 100 des névralgies des tuberculeux), plus rarement des névralgies crurales (1 pour 100) ou du plexus brachial (1 pour 100), etc. Ces névralgies sont très tenaces, très rebelles au traitement.

Toutes ces névralgies rhumatismales chroniques, et, en particulier, la plus fréquente de toutes, la sciatique, ont des symptômes analogues à ceux des névralgies ordinaires et l'impotence qu'elles provoquent ne présente rien de spécial.

Dans la plupart des cas elles semblent correspondre à une localisation rhumatismale sur les nerfs périphériques, qu'il s'agisse d'un simple trouble fonctionnel dû aux toxines ou d'une véritable névrite. Cette dernière opinion repose sur les travaux de Cros, Lévy, Allard et Meige, qui ont observé des névrites blennorragiques, sur ceux de Pitres et Vaillard, Eisenlohr, Carrière, etc., qui ont publié des cas de névrites tuberculeuses, enfin, sur les cas de névrites rhumatismales vraies étudiées par Hoffa, Strumpell, Darkchewitsch, Kahane.

Mais d'autres auteurs ont attribué les névralgies rhumatismales à un trouble du système nerveux central. Il peut s'agir, suivant cette théorie, de modifications médullaires purement dynamiques sous l'influence des toxines (c'est la théorie de Limasset pour le rhumatisme blennorragique), ou bien de véritables lésions de méningo-myélite, comme les observations de Péter, Chavier et Février, Hayem et Parmentier, Spillmann et Haushalter, Gull, Dufour semblent l'indiquer pour la blennorragie, comme celles d'Oppenheim, Klippel, Raymond, Lesage, etc., semblent l'indiquer pour la tuberculose.

Il semble que ces diverses théories aient toutes leur part de vérité et que l'on puisse être éclectique.

II. — DOULEURS A LOCALISATION DISCUTÉE

Les douleurs que nous venons d'étudier ont un siège précis, mais il n'en est pas toujours de même et il est bien des manifestations rhumatismales douloureuses sur la localisation desquelles on discute encore.

Dans le rhumatisme tuberculeux, on voit de ces *algies diffuses*, ne correspondant à aucune distribution nerveuse nette. Elles atteignent les membres sous forme de picotements, de fourmillements, de sensation de froid ou de brûlure, de douleurs fulgurantes, etc. Parfois elles simulent une sciatique, mais sans points de Valleix, et avec, au contraire, une hyperesthésie générale, étendue. C'est une fausse sciatique.

Que ces troubles sensitifs soient périphériques, centraux, hystériformes (Weill) comme on l'a tour à tour soutenu, ils causent une impotence variable, souvent mal notée dans les observations. Dans un cas de Weill, cependant (obs. II), le malade avait une douleur fugitive à la face externe du bras droit qui l'empêchait de lever le bras pour se moucher.

D'autres douleurs rhumatismales à siège discuté sont plus importantes ; nous voulons parler du lumbago, du torticolis, de la talalgie, etc.

1° Lumbago. — Manifestation très fréquente du rhumatisme chronique, le lumbago cause une impotence considérable qui peut durer des semaines et des mois. La station debout est pénible ; le malade a beaucoup de peine à se baisser pour ramasser un objet à terre, et, quand il se relève, il pousse un cri de douleur, car c'est l'extension surtout qui est difficile. Au lit, il ne peut ni se tourner, ni s'asseoir, ni se lever. « Tant que le malade est au repos, son ennemi dort ; mais le repos doit être absolu » (Hutchinson). L'impotence est d'autant plus marquée que des névralgies diverses, sciatiques surtout, coexistent souvent avec le lumbago.

Quel est le siège des douleurs dans cette affection ?

1° Autrefois, avec Chomel, Bouillaud, etc., on admettait que le lumbago était un *rhumatisme musculaire* ;

2° Pour Robin, Londe, Hutchinson, Lamy, le lumbago est devenu symptomatique d'une *arthrite de voisinage* (sacro-lombaire, sacro-iliaque, vertébrale, etc.), que l'on peut dépister par la recherche précise des points douloureux;

3° Luquet (thèse Paris 1848), Charles Roches et Foucart placent le siège du lumbago dans les *nerfs périphériques*, branches postérieures des premières paires lombaires.

4° Enfin, pour Andral, Faisans, Picaud, le lumbago est un *rhumatisme spinal* affectant la moelle ou ses enveloppes. La lésion méningo-médullaire est presque toujours une simple congestion transitoire; on observerait rarement une méningo-myélite.

Il semble bien, actuellement, qu'on s'accorde à regarder le lumbago comme un syndrome pouvant résulter des diverses causes citées plus haut. Le lumbago articulaire serait le plus fréquent.

2° Torticolis. — Cette affection, très voisine du lumbago, occasionne également une impotence considérable, réalisée par la gêne des mouvements du cou et de la tête.

Son siège, comme celui du lumbago, est très discuté et a donné lieu à des théories exactement superposables. On en a fait un rhumatisme des muscles du cou (Valleix, Kader), une arthrite cervicale (Lannelongue, Robin et Londe), une névralgie du plexus cervical (Lancereaux). Là aussi existe une théorie éclectique et la tête inclinée du côté malade signifierait torticolis musculaire, du côté sain torticolis articulaire.

3° Talalgie. — Un autre exemple des phénomènes douloureux dus au rhumatisme chronique est fourni par la *talalgie blennorragique*. C'est un des symptômes les plus fréquents du blenno-rhumatisme; c'en est également un des plus tenaces puisque sa durée se chiffre souvent par années. L'impotence va parfois jusqu'à faire du malade un véritable infirme. La douleur est surtout marquée au niveau du calcanéum, du tendon d'Achille (achyllodynie), mais elle s'irradie dans la plante du pied et même vers le mollet. Elle s'exagère par la station debout, la marche, et, dans les cas intenses, le malade doit garder le lit. On trouvera un exemple de talalgie dans une de nos observations (obs. XI).

La talalgie a été attribuée à une inflammation, à un *hygroma des bourses séreuses rétro- et sous-calcanéennes*. C'est la théorie de Duplay, puis de Brousse et Berthier (1895), Lloyds (1897), qui ont apporté à son appui des examens anatomo-pathologiques.

Mais Jacquet, sur treize cas de talalgie, n'a jamais constaté d'hygroma, et pour lui la douleur est due à un *rhumatisme ostéo-fibreux du tendon d'Achille et des aponévroses plantaires*, « organes riches en nerfs et de sensibilité pathologique exquise. Un degré de plus, le travail d'ossification devient appréciable, on a une *talalgie hyperostosante*, une véritable calcanéite ossifiante. Les recherches de Reclus et Schwartz, de Labernardie, confirment le rôle des *exostoses sous-calcanéennes* dans la genèse de la talalgie.

Une nouvelle opinion est fournie par Voisin, qui conclut dans sa thèse (Paris 1899) : « La talalgie, avec ou sans hyperostose, est un phénomène qui semble d'origine nerveuse : on a constaté de la névrite interstitielle (Brousse), un névrome fasciculé (Brousse et Bertin) au niveau des talons malades et opérés. »

4° Périarthrite scapulo-humérale. — Caractérisée par des douleurs scapulaires et une atrophie du deltoïde, cette affection qui provoque la gêne des mouvements d'élévation du bras est parfois d'origine rhumatismale (voir les observations de Carpanetti, thèse Paris, 1898).

Attribuée autrefois à un rhumatisme musculaire (rhumatisme deltoïdien atrophique de Duchenne), cette affection est actuellement expliquée par deux théories :

Celle de Jarjavay et Duplay qui en font une *inflammation de la bourse séreuse sous-acromio-deltoïdienne.*

Celle de Desplats et Tillaux, qui en font une *névrite du circonflexe.*

C. — PATHOGÉNIE DES DOULEURS RHUMATISMALES CHRONIQUES

Nous venons d'examiner successivement les diverses localisations douloureuses des affections rhumatismales chroniques. Après les multiples descriptions s'appliquant à chaque organe, on éprouve le besoin de résumer les notions éparses, d'avoir une vue d'ensemble. C'est ce que nous essayerons de faire en donnant un aperçu pathogénique général des phénomènes douloureux. Ceux-ci peuvent être divisés en deux classes :

1° **Douleurs par lésion anatomique évidente de l'organe en cause** (arthrite, synovite, myosite, etc., etc.). — Dans ce cas, la pathogénie n'est pas discutée.

2° **Douleurs sans lésions évidentes de l'organe atteint** (arthralgies, myalgies, névralgies, etc.). — Dans ce cas, la pathogénie des phénomènes douloureux peut être discutée et on peut les attribuer :

a) *A une congestion, à une fluxion passagère de l'organe douloureux.*

b) *A une névrite périphérique.*

c) *A une atteinte du système nerveux central.*

Ce peut être un simple trouble dynamique médullaire ; dans les cas graves et de longue durée, c'est une véritable méningo-myélite. (Dans ces deux dernières théories, névrites ou troubles médullaires causeraient non seulement des névralgies, mais expliqueraient encore les arthralgies, les myalgies, etc.)

d) *Au développement de nodosités rhumatismales.*

En effet, les auteurs anglais modernes (Stokman) font de la nodosité le substratum de toutes les manifestations du rhumatisme chronique. Ils attribuent les névralgies, les crises de rhumatisme musculaire à des nodosités brusquement développées dans le tissu cellulaire des gaines musculaires ou nerveuses et jusqu'au milieu de leurs faisceaux constitutifs, cela sous l'influence du refroidissement ou d'une fatigue intempestive.

D. — MÉCANISME DE L'IMPOTENCE PAR DOULEUR

La douleur dans les affections rhumatismales chroniques peut provoquer l'impotence de deux façons :

1° *En gênant ou en empêchant la station debout.*

2° *En limitant les mouvements des membres ou de la colonne vertébrale.*

Etudions le premier cas, et, pour cela, prenons l'exemple d'un *lumbago* intense. La station debout provoque des douleurs extrêmement vives au niveau de l'articulation sacro-lombaire et des sacro-iliaques qui supportent le poids du corps. Le malade est obligé de garder le lit, la position couchée calmant seule les douleurs. Il en est de même dans certains spondyloses, où la position verticale du corps rend intolérables les phénomènes douloureux.

Ailleurs, c'est une *talalgie* qui causera l'impotence. Chaque fois que le malade posera le pied à terre, les douleurs plantaires seront réveillées par la pression du corps et, dans les cas graves, la position assise ou couchée sera seule tolérée (voir obs. XI).

L'impotence de la station debout, comme on le voit, est due au réveil ou à l'exagération des phénomènes douloureux sous l'influence de la pression des parties sus-jacentes du corps.

L'impotence du mouvement est causée par ce fait que, la mobilisation des segments articulaires étant douloureuse, le malade l'évite avec le plus grand soin.

Il serait puéril d'insister longuement sur ce point.

Pour bien examiner la part qui revient aux seuls phénomènes douloureux dans l'impotence du rhumatisme chronique, il faut choisir des cas où le symptôme douleur est la seule manifestation clinique. En réalité, il n'en est presque jamais ainsi : aux douleurs viennent s'ajouter des raideurs articulaires, des atrophies musculaires, etc., qui contribuent pour leur propre compte à l'impotence du malade, et il n'est pas toujours facile de faire la part exacte qui revient à chacun de ces facteurs de désordres fonctionnels. Il est cependant des cas où l'élément douleur existe seul : arthralgies, névralgies, etc. En s'aidant de ces faits, en faisant, d'autre part, une analyse judicieuse des cas où les diverses impotences se combinent, on arrive à des notions assez précises sur l'impotence par douleur.

Nous avons vu que les diverses parties constitutives d'un membre pouvaient être le siège des douleurs rhumatismales chroniques. *L'articulation* est-elle douloureuse? le malade évitera tout mouvement qui, en mobilisant les extrémités ostéo-cartilagineuses, la synoviale, les ligaments, etc., réveillerait ses souffrances. C'est l'impotence par douleur articulaire réalisée par une arthralgie blennorragique, tuberculeuse, etc. (obs. XI, XII *bis*). Avons-nous affaire à une *névralgie*, à une sciatique, par exemple? les douleurs seront encore provoquées par les mouvements, mais d'une façon indirecte, secondaire, puisque les organes mêmes du mouvement : articulation et muscle, sont restés indemnes.

Enfin, le *muscle* est-il le siège des douleurs ? Le malade s'immobilisera encore plus exactement, car, dans ce cas, c'est l'organe même du mouvement qui est douloureux. La douleur accompagnera la contraction musculaire au lieu de la suivre, comme dans les cas précédents. C'est l'impotence par douleur musculaire, réalisée, par exemple, dans certains lumbagos.

On pourrait encore envisager l'impotence par douleur aponévrotique, osseuse, etc., mais leur mécanisme se conçoit facilement et nous ferons simplement remarquer que, quel que soit l'organe douloureux, le type des douleurs, leur intensité, etc., ces facteurs essentiellement variables aboutissent tous à l'impotence par un seul mécanisme : l'immobilisation voulue par crainte du mouvement qui réveille ou cause la douleur.

Mais il y a plus, et généralement les douleurs vives, surtout celles d'origine articulaire, s'accompagnent de contractures des muscles voisins. Ces contractures immobilisent les segments de membre les uns sur les autres et les font se dévier, d'où nouvelles sources d'impotence. Le tout est de savoir si les contractures sont directement liées aux douleurs, si elles sont un « état de vigilance » intentionnel ou instinctif destiné à immobiliser les jointures. Les observations où l'intensité des contractures augmente parallèlement à l'intensité des douleurs sembleraient le prouver. Cependant, sous l'influence de Charcot, on admet plutôt qu'il s'agit de contractures réflexes, sans rapport nécessaire avec la gravité des phénomènes douloureux. Nous examinerons plus complètement ce problème au chapitre de l'impotence d'ordre musculaire, où sa place nous paraît mieux indiquée.

Nous croyons inutile de présenter une étude clinique détaillée de l'impotence par douleur. On n'a qu'à parcourir des observations de rhumatisants chroniques pour en trouver de multiples exemples. Nous remarquerons seulement qu'elle peut présenter tous les degrés et, à ce point de vue, on peut dégager les principaux types suivants :

1° Il y a d'abord l'*impotence légère*, celle des arthralgies, par exemple. Elle se traduit par une gêne des mouvements des doigts dans les travaux de couture, dans les occupations habituelles de la vie courante. La marche est gênée, mais reste possible. Un tel état est compatible avec une certaine activité et le malade peut continuer à gagner sa vie (obs. XII *bis*).

2° Vient ensuite l'*impotence moyenne*, observée par exemple dans une talalgie. La marche est impossible, mais le malade peut se tenir assis et travailler de ses mains (obs. XI).

3° Un degré de plus et c'est la *grande impotence*, qui confine le malade au lit, comme dans certains lumbagos ou dans une spondylose très douloureuse.

4° Dans le cas précédent, les membres restaient indemnes, mais on peut envisager un nouveau degré où, comme dans certains rhumatismes blennorragiques, toutes les articulations sont douloureuses. Le moindre mouvement est alors une souffrance, le malade, figé sur son lit de douleur, est un véritable infirme et chacun de ses actes nécessitera l'intervention du personnel hospitalier. L'impotence est au maximum.

Reste à étudier l'évolution de l'impotence ; le problème est des plus complexes et dépend d'une foule de facteurs que nous allons maintenant envisager.

E. — ELÉMENTS DE GRAVITÉ DE L'IMPOTENCE PAR DOULEUR

Pourquoi, dans certains cas, l'impotence par douleur est-elle transitoire, secondaire, et si importante dans d'autres? C'est ce que nous allons essayer de préciser.

L'impotence suit exactement l'échelle de gravité des phénomènes douloureux. Elle est donc proportionnelle à leur intensité, à leur siège, à leur durée. Un lumbago, une talalgie, confinant le malade au lit, causeront une impotence relativement plus considérable qu'une arthrite du poignet ou du coude. Une polyarthrite causera plus de troubles fonctionnels qu'une monoarthrite, etc.

Mais ce sont là des facteurs généraux de gravité; il nous faut serrer le problème de plus près et déterminer ce qui conditionne l'évolution des douleurs dans les affections rhumatismales chroniques considérées en elles-mêmes.

1° Cause de la douleur. — C'est évidemment la cause de la douleur qui en fait sa gravité. Nous avons vu qu'il y avait des douleurs rhumatismales fluxionnaires, *sine materia*, et des douleurs *avec lésion anatomique* de l'organe en cause. Les premières sont évidemment moins graves et causent une impotence moins durable. Une myalgie, une arthralgie sont d'un meilleur pronostic qu'une myosite ou une arthrite. De tout ceci ressort la nécessité, en présence d'une manifestation douloureuse quelconque, de rechercher soigneusement sa pathogénie.

2° Etiologie du rhumatisme. — Dans quelle mesure l'impotence par douleur dépend-elle de l'étiologie du rhumatisme chronique auquel on a affaire?

Dans les rhumatismes dyscrasiques ou autotoxiques, les douleurs sont parfois tenaces, mais sont en général modérées et, en somme, l'impotence est relativement peu considérable.

Dans les rhumatismes infectieux, l'intensité des phénomènes douloureux est variable, mais est en général assez accusée tant que l'affection évolue; seules certaines formes d'hydarthroses polyarticulaires du rhumatisme tuberculeux sont indolentes (Patel, Mouriquand). Rappelons que lorsque survient l'ankylose, la jointure s'immobilise d'elle-même et les phénomènes douloureux cessent.

Dans le rhumatisme déformant primitif, l'impotence par douleur varie suivant la forme observée. S'agit-il du *type monoarticulaire?* les phénomènes douloureux sont, en général, peu marqués; ils sont vagues, mal localisés. Les mouvements ne les réveillent guère et il est curieux de constater cette indolence relative accompagnant des déformations et des désordres articulaires parfois énormes. Les douleurs n'ont souvent pas un siège articulaire et se localisent plutôt au niveau des muscles et des tendons. Comme on le voit, l'impotence par douleur passe au second plan dans la monoarthrite déformante.

Il n'en est pas de même dans la *polyarthrite*, où les phénomènes douloureux sont toujours plus accusés. Leur modalité varie suivant les diverses périodes de l'affection. Au début, existe une phase de troubles sensitifs prémonitoires, précédant les déformations ; ce sont des crampes, des fourmillements à type névritique, des spasmes musculaires siégeant dans la continuité des doigts et des orteils et non au niveau même des articulations. Les mouvements les augmentent et parfois leur ténacité est désespérante. Au bout d'un ou deux ans survient la période des déformations articulaires. Les douleurs, constantes même dans les formes les plus torpides, siègent alors au niveau des jointures et se manifestent à l'occasion des mouvements. Elles évoluent par poussées dans l'intervalle desquelles les articulations peuvent reprendre un peu de motilité. On arrive finalement aux désordres articulaires définitifs ; les jointures se fixent alors en attitude vicieuse et les douleurs disparaissent presque entièrement.

Dans la polyarthrite déformante, l'impotence par douleur est donc considérable ; elle existe d'abord seule, puis vient s'ajouter à celle résultant des lésions des jointures. Mais il y a des malades qui souffrent beaucoup plus que d'autres ; il y en a aussi qui souffrent toute leur vie (obs. IV, V, VII, XIV, XXII), alors que, dans d'autres observations, on voit les douleurs cesser au bout de quelques années (obs. VIII,

XII, XV, XVIII). L'impotence est donc assez variable suivant les cas et il faut se demander pourquoi. Pour la plupart des auteurs, il faut invoquer la pathogénie de la polyarthrite déformante. C'est ainsi que, pour P. Marie, la forme secondaire, infectieuse, de la maladie cause des douleurs plus intenses que la forme primitive ; d'autres, il est vrai, soutiennent l'opinion contraire.

L'examen de nos cas de polyarthrite déformante nous montre que les phénomènes douloureux ont été peu intenses et peu prolongés dans deux formes primitives (obs. VIII et XII) et dans trois formes secondaires (I, XIII, XVIII). Ils ont été intenses et permanents dans quatre formes primitives (III, IV, VI, X) et dans quatre formes secondaires (V, VII, XIV, XXII). L'étiologie ne paraît donc pas avoir de rapports avec l'intensité des douleurs.

CHAPITRE II

L'IMPOTENCE PAR LÉSIONS ARTICULAIRES

La première idée, lorsqu'on étudie l'impotence d'un membre, est de rechercher la part qui en revient aux lésions articulaires. Les articulations sont le véritable siège des mouvements et il est tout naturel que leurs lésions compromettent d'une façon précoce le fonctionnement des membres.

Dans les affections rhumatismales chroniques, les lésions articulaires sont au premier plan, tant comme fréquence que comme gravité. Qu'une infection quelconque ou une auto-intoxication soit à l'origine de leur maladie, il est bien peu de rhumatisants qui ne présentent, à un certain moment, une détermination, si minime soit-elle, au niveau des jointures. C'est dire la place que tient l'impotence d'origine articulaire dans le rhumatisme chronique.

A. — LES LÉSIONS ARTICULAIRES DU RHUMATISME CHRONIQUE

Nous n'entendons pas faire ici une description anatomo-pathologique complète, nous voulons seulement, en quelques lignes, esquisser les grands types d'arthrites rhumatismales et montrer ce qui les caractérise. Nous décrirons l'arthrite simple, l'hydarthrose, l'arthrite plastique et l'arthrite déformante, nous dirons ensuite quelques mots sur les spondyloses ou arthrites vertébrales.

I. — L'ARTHRITE SIMPLE

Encore appelée *rhumatisme synovial*. C'est une arthrite anatomiquement bénigne, à lésions superficielles ; seule la synoviale est un peu épaissie, mais ne renferme pas de liquide. Généralement polyarticulaire, cette forme atteint surtout les grosses articulations; elle ne provoque ni déformations, ni déviations segmentaires marquées. Elle se termine par la résolution à moins que, de son siège primitif la synoviale, l'inflammation n'atteigne les tissus fibreux périarticulaires et les extrémités ostéo-cartilagineuses, auquel cas on n'a plus affaire à une arthrite simple, mais à l'une des formes suivantes.

II. — L'HYDARTHROSE

Cette forme ne présente rien de spécial dans le rhumatisme chronique et ses lésions sont bien connues. Après résorption du liquide, elle peut évoluer vers l'ankylose ou bien, au contraire, aboutir à la laxité ligamentaire avec toutes ses conséquences.

III. — L'ARTHRITE PLASTIQUE

Très fréquente, surtout dans les rhumatismes infectieux, l'arthrite plastique (obs. VI *bis)*, qu'elle succède à un processus aigu ou soit chronique d'emblée, frappe surtout la synoviale et les ligaments qui s'épaississent, se vascularisent, etc. Mais la caractéristique de cette forme est la tendance à la plasticité, qui se manifeste par la formation d'exsudats intraarticulaires, de rétractions fibreuses périarticulaires, etc. Quelle est son évolution ? Elle peut guérir complètement, mais, dans la grande majorité des cas, elle va évoluer vers l'*ankylose*. C'est cette tendance si marquée vers l'ankylose qui domine le tableau de l'arthrite plastique et la fait quelquefois appeler *arthrite ankylosante*. Les ligaments et la capsule, toujours plus ou moins touchés par l'infection originelle, vont alors se rétracter, former un manchon serré autour de l'article : *ankylose périphérique fibreuse*. Les exsudats, les brides intra-articulaires peuvent subir la même évolution : *ankylose centrale fibreuse*.

A côté de l'ankylose fibreuse, s'observe l'*ankylose osseuse*. Elle peut être *périphérique* dans certains cas (ankylose cerclée). Ailleurs, les cartilages détruits, par suite de l'extension des lésions primitivement synoviales, permettent aux extrémités osseuses d'ariver au contact; il se forme entre elles des jetées qui aboutissent à la longue à la synostose complète : *ankylose osseuse centrale*.

IV. — L'ARTHRITE DÉFORMANTE

Ici, les localisations les plus précoces et les plus accusées se font au niveau des *cartilages* et des *extrémités osseuses*. Les premiers s'érodent, perdent leur poli, se fissurent; parfois ils disparaissent complètement. Quant aux extrémités osseuses, elles augmentent de volume dans leur ensemble, sont déformées par des ostéophytes, etc. Dans des cas plus rares, on observe le processus inverse avec érosion, destruction des épiphyses.

Les *ligaments*, atteints secondairement, sont épaissis et parfois ossifiés.

La *synoviale* présente des végétations avec parfois production de corps étrangers. L'hydarthrose peut s'observer dans les grandes jointures (obs. IX).

Les déformations dues à ces lésions sont encore exagérées par des *déviations*, des *subluxations*, etc.

L'arthrite déformante peut être *polyarticulaire* (obs. I à XII); elle frappe surtout dans ce cas les petites jointures des mains et des pieds. Elle peut être *monoarticulaire*, se localisant alors sur les grosses articulations de la racine des membres (épaule, hanche); cette forme, appelée parfois arthrite sèche, est surtout représentée par l'affection baptisée *morbus coxæ senilis*.

La polyarthrite et la monoarthrite déformante, en raison de leur aspect anatomique bien spécial, avaient été groupées par Besnier sous le nom de *rhumatisme chronique osseux*.

V. — LES ARTHRITES VERTÉBRALES

La question des *spondyloses* est une des plus complexes à étudier en raison des discussions qu'elle a suscitées et du nombre des travaux qu'elle a fait éclore. Chacun a compris l'affection à sa manière, d'où les confusions et les obscurités. Nous tâcherons de schématiser le problème autant que possible.

Les différentes formes d'arthrites vertébrales correspondent à celles que nous venons de décrire.

L'*arthrite simple* existe et se traduit probablement au point de vue clinique par la spondylose rhumatismale simple (Forestier), forme qui guérit intégralement, sans ankylose.

L'*arthrite déformante* existe également et a été décrite sous le nom d'*arthrite vertébrale ostéophytique* (Teissier et Roque). Voici en quoi elle consiste : les corps vertébraux sont déformés par des exostoses, des ostéophytes, qui les bossèlent, leur donnent un aspect verruqueux. Apophyses épineuses et transverses, lames, sont également épaissies et déformées. Du côté des ligaments : le grand surtout antérieur est épaissi ; les disques sont érodés, présentent des pertes de substance ou sont même détruits en totalité. Il en résulte une ankylose des corps vertébraux, rarement totale, le plus souvent périphérique. Enfin, on constate l'ossification des divers ligaments réunissant les apophyses et les lames. Le rachis reste rectiligne.

En somme, ankylose osseuse plus ou moins complète

des corps vertébraux avec peu de lésions ligamentaires.

Comme on le voit par ce qui précède, l'arthrite déformante vertébrale est également ankylosante et c'est ce qui, semble-t-il, a provoqué des confusions. En effet, tandis que, pour Teissier et Roque, les deux formes : simple et ostéophytique, constituent à elles seules tout le rhumatisme vertébral, pour d'autres auteurs il faut encore faire rentrer dans le cadre de cette affection certaines arthrites ankylosantes dont la plus connue est la *spondylose rhizomélique*.

Au point de vue anatomo-pathologique, cette affection frappe surtout les ligaments et non les os, comme la spondylose ostéophytique. Le ligament vertébral commun antérieur est à peu près complètement indemne, mais les apophyses épineuses sont unies entre elles par l'ossification du ligament interépineux. Ossification des ligaments articulaires, ossification marquée des ligaments jaunes qui arrivent à former une bande osseuse continue, ossification des ligaments costo-vertébraux. Les disques restent cependant indemnes de toute ossification.

Du côté des corps vertébraux : pas d'ostéophytes, mais plutôt une raréfaction du tissu osseux. Les trous de conjugaison gardent leur lumière normale.

Enfin, on constate des lésions analogues au niveau des articulations de la racine des membres.

Les partisans de la restriction du rhumatisme vertébral à la forme simple et à la forme ostéophytique se basent sur ce que, dans la spondylose rhizomélique, on a affaire surtout à une ostéopathie, à une sorte d'ostéomalacie vertébrale primitive, l'ankylose par ossification ligamenteuse étant secondaire et en quelque sorte compensatrice et curative.

Ceux qui font rentrer la spondylose rhizomélique dans le cadre du rhumatisme vertébral, répondent que la localisation primitive du processus rhumatismal s'est faite, dans cette affection, au niveau du tissu osseux. On a affaire à une ostéite rhumatismale que réalisent surtout les infections blennorragique (Marie, Do Amaral, Lereboullet et Bernard, Riollet, etc.) et tuberculeuse (Poncet, Pic et Bombes de Villiers, etc.) rarement le rhumatisme franc (Verhoogen).

Notons encore que l'on a fait rentrer parfois dans le rhumatisme vertébral ankylosant certaines affections telles que la *plicature champêtre* (où l'ankylose est incomplète et atteint surtout la région dorsale) et la *cyphose hérédo-traumatique de Betcherew* (où il y a ossification du ligament vertébral commun antérieur). Mais ce sont là des affections trop mal connues pour pouvoir conclure, et pour nous le rhumatisme vertébral chronique se limitera à la *spondylose rhumatismale simple*, au *rhumatisme vertébral ostéophytique* et à la *spondylose rhizomélique*, qui répondent respectivement à l'*arthrite simple*, *à* l'*arthrite déformante* et à l'*arthrite ankylosante*.

B. — MÉCANISME DE L'IMPOTENCE PAR LÉSIONS ARTICULAIRES

Une articulation est un organe destiné à unir entre eux deux segments de membre et à assurer leur motilité réciproque.

Ce double rôle, l'article peut le remplir, grâce à ses divers éléments anatomiques qui peuvent être décomposés en deux groupes formant :

1° *Un appareil de contention*, composé de la capsule et des ligaments, et destiné à unir entre elles les deux extrémités osseuses ;

2° *Un appareil de glissement*, destiné à faciliter les mouvements des extrémités articulaires l'une sur l'autre et qui comprend les cartilages de revêtement et la synoviale.

Ces divers éléments, comme nous l'avons vu précédemment, peuvent être atteints par le processus rhumatismal chronique, d'où trouble dans le fonctionnement articulaire normal et, par suite, impotence. Par quel mécanisme celle-ci pourra-t-elle être réalisée ?

L'articulation joue un rôle dans la *fonction statique* et dans la *fonction motrice* des membres. Pour que la première de ces deux fonctions s'accomplisse normalement, il faut :

1° *Que les deux extrémités ostéo-cartilagineuses conservent leurs rapports normaux ;*

2° *Qu'elles soient exactement immobilisées l'une sur l'autre.*

Toutes les fois que ces deux conditions ne seront pas remplies, il y aura impotence. Or, d'après ce que nous avons retenu de notre étude anatomo-pathologique antérieure, nous pouvons établir que, dans les arthrites rhumatismales chroniques, les rapports des extrémités articulaires sont modifiés :

1° *Par des luxations ;*

2° *Par des ankyloses en mauvaise position.*

Que, d'autre part, le défaut d'immobilisation de ces extrémités l'une sur l'autre résulte :

De la laxité ligamentaire.

Si nous envisageons maintenant la *fonction motrice* de la jointure, nous voyons que, pour qu'elle soit indemne, il faut :

1° *Que les mouvements conservent toute leur amplitude ;*

2° *Qu'il ne se produise pas de mouvements anormaux.*

L'impotence, due à la non-réalisation de ces deux conditions, tiendra dans le premier cas :

1° *A une ankylose ;*

2° *A des lésions de l'appareil de glissement* (os, cartilage, synoviale.

Dans le deuxième cas :

A la laxité ligamentaire.

En résumé, si nous passons en revue les diverses lésions anatomiques qui peuvent causer l'impotence dans les arthrites rhumatismales chroniques, nous voyons qu'on peut les grouper sous quatre chefs : l'ankylose, la laxité ligamentaire, les lésions de l'appareil de glissement, les luxations.

I. — L'ANKYLOSE

On peut définir l'ankylose : la disparition partielle ou totale des mouvements dont une jointure est normalement le siège.

Mais ici une remarque s'impose. Une articulation peut être immobilisée du fait d'une lésion de la jointure elle-même : c'est *l'ankylose vraie*. Elle peut l'être encore par suite de lésions des tissus voisins : contractures musculaires, rétractions tendineuses, etc., l'article lui-même restant indemne : c'est la *fausse ankylose*. Ces deux variétés s'observent dans le rhumatisme chronique, mais, bien entendu, nous n'étudierons ici que la première d'entre elles.

1° Sa fréquence. — L'ankylose vraie est, en raison de sa fréquence, la cause capitale d'impotence fonctionnelle dans les arthrites rhumatismales chroniques. On peut l'observer dans toutes les formes d'arthrites, mais elle y tient une place variable.

Dans l'arthrite simple, on observe des raideurs, de fausses ankyloses, mais l'ankylose par lésion articulaire est rare.

Dans l'arthrite déformante, l'ankylose vraie n'est également pas très commune. Ce que l'on observe surtout, ce sont des rétractions ligamentaires et de la gêne périarticulaire des mouvements de la jointure (obs. I, IV, V).

Dans les arthrites plastiques, au contraire, l'enkylose vraie est des plus fréquentes (obs. VI *bis)* ; elle fait presque partie de l'évolution naturelle des lésions articulaires et de leur tableau symptomatique au point que, souvent, l'on ajoute le qualificatif d' « ankylosante » au terme d'arthrite plastique.

L'ankylose, avons-nous vu précédemment, crée l'impotence des membres dans leur fonction motrice et dans leur fonction statique. Elle agit, dans le premier cas, en limitant plus ou moins complètement les mouvements des segments les uns sur les autres. Dans le second cas, en immobilisant en mauvaise position des segments déviés, elle compromet le fonctionnement statique : c'est ce qui aura lieu, par exemple, pour un genou ankylosé en flexion (obs. V).

2° Ses éléments de gravité. — Mais l'impotence par ankylose est très variable dans les arthrites rhumatismales chroniques et dépend d'un certain nombre de facteurs dont les principaux sont : le degré de l'ankylose, sa position, l'importance et le nombre des jointures atteintes.

a) *Degrés de l'ankylose.* — *Le plus léger* est celui que l'on observe, par exemple, dans une arthrite simple. Les mouvements ne sont presque pas limités dans leur amplitude, mais ils se font avec une certaine lenteur, une certaine gêne, en exigeant des contractions musculaires plus intenses que normalement. C'est ce premier degré d'ankylose que l'on désigne communément sous le terme de « raideur articulaire ». Il répond à un peu d'épaississement synoviocapsulaire.

Le degré moyen (obs. VI *bis)* s'observe communément dans l'arthrite plastique et répond à une rétraction capsulaire ou ligamentaire plus ou moins accusée, avec exsudats intraarticulaires. Elle se traduit par une limitation naturellement très variable des mouvements, limitation que l'on peut mesurer exactement et représenter graphiquement par le procédé de Claude.

Enfin, *le degré le plus accusé* (obs. I, IV, V) d'ankylose s'observe dans les cas où la jointure est complètement immobilisée, ce qui répond anatomiquement à une ankylose fibreuse serrée ou à une ankylose osseuse. Le diagnostic entre ces deux formes est important au point de vue du pronostic et de la thérapeutique. Les ankyloses osseuses sont définitives et rebelles au traitement médical ; les fibreuses sont moins graves et peuvent être améliorées. Mais si ce diagnostic est important, il est également difficile et, souvent, ne peut être tranché que par la radiographie ou l'exploration de la jointure sous anesthésie.

b) *Position d'ankylose.* — Il y a des ankyloses en bonne et en mauvaise position. Les premières (obs. I, IV, VI *bis)* sont celles qui permettent encore un usage relatif du membre ankylosé en lui conservant sa fonction statique, tel un coude ankylosé à angle droit, un genou immobilisé en extension, etc. Il y a pour chaque articulation une position favorable d'ankylose et nous ne saurions insister là-dessus.

Les ankyloses en mauvaise position (obs. V) provoquent au contraire une impotence beaucoup plus considérable, à la fois motrice et statique. Un genou en flexion, un coude en extension causent une infirmité beaucoup plus marquée que la position contraire.

Dans le rhumatisme chronique, et cela pour des causes que nous étudierons plus loin, les déviations segmentaires se font presque toujours en flexion ; c'est donc dans cette position que se feront généralement les ankyloses, ce qui, nous l'avons vu, peut être, soit favorable, soit défavorable, suivant la jointure considérée.

c) *Importance de l'article ankylosé.* — Toutes les articulations n'ont pas la même valeur fonctionnelle; un membre sera donc plus ou moins impotent, suivant que telle ou telle de ses jointures est immobilisée. Une ankylose de la hanche causera plus de troubles de la marche qu'une ankylose de la tibio-tarsienne.

Mais le volume de l'article n'est pas seul en cause; il faut tenir compte de beaucoup d'autres éléments, surtout des suppléances fonctionnelles. C'est ainsi qu'une ankylose de l'épaule est relativement peu grave en raison des mouvements de l'omoplate.

d) *Nombre des jointures ankylosées.* — C'est un facteur primordial de gravité pour l'impotence. Le fait est trop clair pour être développé. Il existe toute une échelle de gravité entre une monoarthrite ankylosante et ces polyarthrites généralisées, où les malheureux malades, les quatre membres et la colonne vertébrale complètement soudés, sont confinés au lit et mûrs pour l'hospice d'incurables. Comme pour l'impotence par douleur, on pourrait ici décrire plusieurs degrés comprenant les malades qui peuvent encore travailler, ceux qui sont incapables de se mouvoir, etc.

II. — LA LAXITÉ LIGAMENTAIRE

Si une contention exagérée des extrémités articulaires peut aboutir à des troubles fonctionnels, l'inverse, c'est-à-dire la laxité de la jointure, provoque également l'impotence.

Il peut s'agir d'une *laxité articulaire vraie*, due à l'allongement réel des ligaments et de la capsule, ou d'une *laxité articulaire relative*, dans laquelle l'appareil de contention reste normal, mais est rendu trop lâche par suite de la destruction des extrémités ostéo-cartilagineuses.

Ces deux formes s'observent dans le rhumatisme chronique.

La première se voit parfois à la suite d'hydarthroses tuberculeuses ou blennorragiques prolongées et se manifeste au moment de la résorption de l'épanchement. Elle est plus fréquente dans la monoarthrite déformante avec hydropisie (type d'Adams), où le liquide accumulé dans la synoviale finit par distendre capsule et ligaments.

La laxité relative est l'apanage de l'arthrite déformante; elle se voit dans la forme mono et dans la forme polyarticulaire. Elle est surtout observée dans ces arthrites sèches séniles, avec raréfaction et destruction des têtes osseuses.

Quoi qu'il en soit de tout ceci, la laxité va causer des mouvements anormaux au niveau des jointures et, par suite, troubler la double fonction statique et motrice des membres (obs. VI).

Là aussi on observera tous les degrés, depuis la laxité légère jusqu'à ces cas extrêmes, où les membres ballants, mobiles en tous sens, sont devenus de véritables « membres de polichinelle », comme dans une arthropathie tabétique. Ces formes à laxité intense ont été bien étudiées, à propos de la polyarthrite déformante tuberculeuse, par Poncet, qui les a groupées sous le nom de « rhumatisme dislocant ». Ajoutons que cet auteur fait entrer certaines affections, telles que la *maladie de Madelung*, dans le rhumatisme dislocant. Ce serait une « monoarthrite dislocante radio-carpienne » par laxité articulaire due à l'action du rhumatisme tuberculeux sur les ligaments du poignet.

III. — LES LÉSIONS DE L'APPAREIL DE GLISSEMENT

L'appareil de glissement destiné dans une jointure à permettre les mouvements des segments articulaires est formé par *les extrémités osseuses, les cartilages de revêtement* et *la synoviale*.

Les lésions de chacun de ces éléments provoqueront des troubles dans le fonctionnement articulaire et, par suite, de l'impotence. Voyons de quelle manière.

1° Extrémités osseuses. — Normalement, les extrémités osseuses, en contact au niveau d'une jointure, présentent une forme régulière, un contour uni, qui leur permet de glisser facilement l'une sur l'autre. Quand cette condition anatomique ne sera plus remplie, il en résultera certains désordres moteurs ; or, c'est précisément ce qui a lieu dans le rhumatisme chronique osseux, et particulièrement dans l'arthrite déformante (obs. I, XII).

Dans cette affection, on peut voir, soit des déformations des extrémités osseuses dans leur totalité, soit des déformations localisées sous forme d'ostéophytes, d'exostoses, etc. Outre leurs déformations, les épiphyses sont encore augmentées de volume par hyperostose.

Comment ces lésions vont-elles réaliser l'impotence? En gênant, en limitant les mouvements de l'article. Ce ne sera pas de l'ankylose, mais une simple réduction de la motilité articulaire par obstacle au jeu normal des surfaces en contact. « Les stalactites chondrales ou osseuses ont pu tellement modifier la configuration des surfaces que, dans telle jointure, un bourrelet anormal, une apophyse nouvelle s'opposent, en faisant cale, à l'extension ou à la flexion complètes. »

A signaler encore que les déformations osseuses peuvent provoquer l'impotence en causant, soit des déviations segmentaires, soit des luxations. Nous y reviendrons plus loin.

Mais, à côté de ce *processus hyperostosant*, il y a dans l'arthrite déformante un *processus de raréfaction* et de destruction osseuse qui, lui aussi, aboutira à des désordres fonctionnels.

Les érosions et les effritements épiphysaires, mettant en contact des surfaces rugueuses, causeront des frottements, de la gêne dans les mouvements de la jointure. Il y a même des cas où l'impotence sera due à une pénétration réciproque des deux extrémités articulaires.

C'est dans cette forme destructive que l'on observe des *corps étrangers articulaires*, mais, en général, ils restent en place et, s'ils provoquent des troubles, c'est, comme nous l'avons déjà vu, surtout par le mécanisme de la douleur.

2° **Cartilages articulaires.** — Les surfaces cartilagineuses de chaque articulation, sont disposées de manière à favoriser au maximum le glissement nécessaire. Lisses, polies, onctueuses, elles assurent la mobilité parfaite des segments osseux qu'elles recouvrent. On comprend, dès lors, que toute lésion de ces cartilages apporte une gêne plus ou moins considérable aux mouvements de la jointure.

Or, *dans les arthrites déformantes*, les cartilages sont fissurés ou, en partie, détruits; ailleurs, ils présentent des aspérités, des irrégularités, etc. Il en résulte des frottements, des ressauts, des craquements, de la limitation de la motilité de la jointure, dont les fonctions se trouvent ainsi plus ou moins compromises.

Les ligaments intraarticulaires et les ménisques doivent présenter les mêmes propriétés que les cartilages articulaires, c'est-à-dire qu'ils doivent être lisses, unis, etc. Toute lésion à leur niveau causera des troubles fonctionnels en tout comparables à ceux que créent les lésions des cartilages diarthrodiaux.

3° **Synoviale.** — La synoviale, comme les cartilages, a, avant tout, un rôle de glissement. Sa disposition anatomique, sa légère sécrétion, la rendent apte à remplir ce rôle, et toute perturbation dans cette physiologie de la synoviale causera un certain degré d'impotence.

Nous distinguerons :

1° *Les troubles dus à des lésions anatomiques de la synoviale ;*

2° *Les troubles dus aux modifications pathologiques de sa sécrétion.*

1° Les premiers sont réalisés généralement par un épaississement de la séreuse, appréciable parfois cliniquement au niveau du genou. Il n'en résulte pas une impotence considérable, cependant les mouvements sont un peu gênés, ils s'accomplissent moins facilement et présentent un peu de limitation. C'est ce que l'on observe dans une *arthrite simple*, dans un rhumatisme synovial.

Mais ailleurs, dans l'*arthrite déformante* surtout (obs. X et XII), les lésions sont plus graves ; on peut voir des productions synoviales exubérantes : végétations, bourrelets, franges, etc., qui deviennent parfois le point de départ de corps étrangers, mais qui agissent surtout en limitant les mouvements, soit à cause de leur volume, soit qu'elles s'insinuent entre les surfaces articulaires.

2° Les troubles dus aux modifications de la sécrétion synoviale tiennent soit à une diminution, soit à une augmentation de celle-ci.

Dans le premier cas, on dit qu'il y a *arthrite sèche*, forme qui s'observe surtout dans le rhumatisme synovial et dans les monoarthrites déformantes. Le défaut de sécrétion articulaire rend moins facile les glissements des extrémités ostéo-cartilagineuses, provoque des craquements et des raideurs.

La sécrétion synoviale exagérée se manifeste par un

épanchement articulaire plus ou moins abondant. Quand l'hydarthrose est peu volumineuse, il n'en résulte pas de grands troubles, mais dans le cas contraire, quand l'articulation est distendue et comme injectée, on voit apparaître des déviations segmentaires par le mécanisme indiqué par Bonnet. Nous étudierons celles-ci ultérieurement; mais, outre l'impotence qu'elles provoquent, le fait seul de la distension articulaire cause une gêne considérable des mouvements, et souvent leur limitation (obs. IX).

Ces hydarthroses s'observent dans certaines formes torpides de rhumatisme tuberculeux ou blennorragique; elles se voient aussi parfois dans les arthrites déformantes mono ou polyarticulaires (obs. IX).

IV. — LES LUXATIONS

Jusqu'ici, dans notre étude de l'impotence d'origine articulaire, les lésions décrites laissaient aux extrémités ostéo-cartilagineuses leurs rapports normaux d'une façon générale. Il est d'autres cas où l'impotence est créée précisément par la perte de ces rapports normaux : c'est ce qui se voit dans les luxations ou les subluxations du rhumatisme chronique.

Luxations et subluxations causeront au niveau des membres des troubles statiques, par suite des déviations qu'elles occasionnent, des modifications des points d'appui qu'elles provoquent. Elles causeront également des troubles moteurs par la perturbation qu'elles créent au niveau de la jointure.

Mais on peut distinguer dans les arthrites rhumatismales chroniques deux sortes de luxations :

1° Les unes sont dues à l'intervention de causes étrangères à la jointure, qu'il s'agisse de troubles musculaires (contractures) ou de lésions fibreuses. Dans ce cas la luxation n'est que le « témoin » de désordres extraarticulaires.

2° Les autres sont vraiment d'origine articulaire et constituent une véritable maladie de la jointure. Elles sont dues à des lésions primitives de l'article et, si des causes étrangères, telles que la contracture musculaire, interviennent dans leur production, ce n'est qu'à titre adjuvant et tout à fait secondaire.

Ce sont ces dernières seules que nous envisagerons ici.

Elles peuvent être dues soit à la *laxité de l'appareil de contention* (distension ligamenteuse) comme dans le rhumatisme dislocant, soit à des *lésions osseuses des épiphyses*. Dans ce cas, il s'agit ou bien de *lésions destructives* et leur mécanisme est alors facile à concevoir, ou bien de *lésions déformantes* et hyperostosantes, comme chez un malade de Jaccoud (Clin. de la Pitié, 1886, XXV), qui présentait des luxations aux épaules et aux poignets. Pour les poignets, le déplacement articulaire s'expliquait ainsi: « Le gonflement du cubitus, qui occupe la moitié interne de la face postérieure de la jointure a provoqué des deux côtés une subluxation du poignet en avant. »

A signaler encore que les luxations sont toujours favorisées par les épanchements articulaires qui interviennent doublement : en distendant la capsule et en plaçant la jointure dans une attitude anormale (Bonnet).

C'est dans les arthrites déformantes poly ou mono-articulaires, que se voient les luxations vraies. Dans le *morbus coxæ senilis*, où elles ont été signalées, on voit parfois se former un néocotyle au-dessus et en arrière de l'ancien.

Ankylose, laxité, lésions de l'appareil de glissement, luxations, tels sont les quatre grands types d'impotence par arthrite rhumatismale chronique. On pourrait schématiser en disant que le premier répond à l'arthrite plastique et les trois autres à l'arthrite déformante ; mais ce serait aller un peu loin et, en clinique, le problème est plus complexe. Le processus rhumatismal n'a pas toujours les mêmes effets : chez le même malade, il peut ici édifier et là détruire, provoquant dans deux articulations voisines des troubles fonctionnels différents. C'est pour étudier la combinaison des divers types d'impotence que nous allons esquisser un tableau clinique rapide des différentes variétés d'arthrites.

C. — ÉTUDE CLINIQUE DE L'IMPOTENCE PAR LÉSIONS ARTICULAIRES

I. — IMPOTENCE PAR ARTHRITE SIMPLE

Le tableau clinique de l'arthrite simple s'observera, par exemple, chez un malade atteint de rhumatisme dyscrasique. Généralement multiples et localisées sur les grosses jointures des membres, les manifestations articulaires ne provoquent qu'un peu de raideur et de gêne des mouvements, pas de déviations, en somme peu d'impotence. Au bout d'un certain temps, l'évolution se fait vers la guérison complète ; cependant, dans certains cas, on observe le passage à une forme plus grave; l'évolution se fait alors soit vers l'ankylose, soit vers l'arthrite déformante si les lésions primitivement séreuses gagnent le tissu osseux des épiphyses. Cette dernière hypothèse est relativement rare.

II. — IMPOTENCE PAR HYDARTHROSE

Observées surtout dans le rhumatisme tuberculeux, elles évoluent insidieusement, « à froid », causant un peu de gêne de la motilité. L'impotence se manifeste surtout à la résorption du liquide; à ce moment, si parfois la jointure s'ankylose, le plus souvent on observe l'inverse, c'est-à-dire la laxité articulaire, avec tendance aux luxations et aux attitudes vicieuses.

III. — IMPOTENCE PAR ARTHRITE PLASTIQUE

Les plus beaux types d'arthrite plastique s'observent dans les rhumatismes infectieux et surtout dans les formes tuberculeuse et blennorragique.

On peut distinguer deux aspects cliniques, suivant que l'on a affaire à une mono ou à une polyarthrite.

Pour rendre notre description plus vivante, au lieu de nous en tenir à des généralités, nous décrirons quelques-unes des formes le plus souvent observées en clinique.

1° Rhumatisme tuberculeux. — a) *Forme monoarticulaire.* — Le début se fait souvent par plusieurs articulations, puis rapidement il y a localisation sur une seule qui est, par ordre de fréquence, le genou, le poignet, le coude. Ce début est souvent assez brusque, assez aigu, puis l'évolution vers l'ankylose se fait de deux façons :

1° Dès la première poussée, la jointure s'immobilise progressivement en un ou deux mois (cinquante-six jours chez un malade de Bérard et Mailland ; quelques semaines dans un cas de Barbier).

2° L'ankylose n'est définitive qu'après plusieurs poussées, trois ou quatre environ. Mais l'immobilisation de la jointure est toujours réalisée rapidement ; Poncet et Leriche ne signalent qu'un cas dans lequel elle fut très lente et mit treize ans pour se constituer.

Quoi qu'il en soit, une fois établie, l'ankylose est en général complète et définitive, et il en résulte l'impotence que l'on sait.

b) *Forme polyarticulaire.* — Même début et même troubles fonctionnels que dans la forme précédente, mais localisations multiples au niveau des membres et de la colonne vertébrale. En quelques mois, l'ankylose est réalisée. Le nombre des articulations immobilisées est variable, mais toutes celles touchées au début ne s'ankylosent pas dans la suite.

Cette forme se voit surtout chez les jeunes. Elle donne une impotence rapide et proportionnelle au nombre et à l'importance des jointures ankylosées. Dans certains cas, toutes les jointures des membres et de la colonne sont soudées et les divers segments articulaires ne forment alors qu'une seule tige rigide. De tels malades sont infirmes et généralement incurables et, comme le remarquent Poncet et Leriche, les rhumatisants tuberculeux chroniques peuplent les asiles de vieillards et les hospices d'invalides du travail.

2° Rhumatisme blennorragique. —Aussi important que le précédent au point de vue clinique, il se manifeste sous un aspect à peu près identique.

a) *La forme monoarticulaire* est analogue à celle du rhumatisme tuberculeux ankylosant. Là aussi, le genou, le poignet et le coude sont les jointures les plus touchées (obs. VI *bis)*.

b) *La forme polyarticulaire* ankylosante du rhumatisme blennorragique détermine parfois une impotence extrême en raison du grand nombre de jointures immobilisées. Elle s'associe volontiers à des lésions atténuées du type déformant et l'on connaît de beaux exemples de cette polyarthrite déformante blennorragique ankylosante (thèse de Do Amaral). L'affection survient après plusieurs blennorragies ; les urétrites s'accompagnent de poussées articulaires d'abord légères, puis plus graves et plus longues, enfin, après une dernière infection urétrale, on voit s'installer des ankyloses souvent généralisées aux membres et au rachis.

L'impotence est extrême ; cependant il ne faut pas trop se presser d'appliquer l'étiquette de « chroniques » à de tels malades. Ces polyarthrites blennorragiques si graves ont quelquefois une certaine tendance à la résolution, comme l'ont observé Klippel et Weil, Chauffard, Launois, Jacquet, etc.

3° **Rhumatisme scarlatin.** — Il peut aboutir à l'ankylose dans quelques cas. Après une poussée subaiguë polyarticulaire, il y a localisation sur une seule jointure : genou, coude, avec tendance marquée à l'immobilisation. Un malade de Jullemier présentait, au bout d'un an, une ankylose incomplète du coude gauche et de la temporo-maxillaire.

La forme polyarticulaire est également observée (Dauban, Chevalet, Variot).

Il serait inutile de multiplier les tableaux cliniques de l'impotence par arthrite plastique et d'envisager toutes les infections. On retrouve toujours les deux grands types mono et polyarticulaire.

Nous ferons simplement remarquer que toutes les arthrites plastiques n'évoluent pas vers l'ankylose définitive. Souvent l'articulation, après avoir été raide pendant un ou deux mois, se libère définitivement et le terme d'ankylosante que l'on ajoute presque toujours après celui d'arthrite plastique, n'est pas justifié dans tous les cas.

IV. — IMPOTENCE PAR ARTHRITE DÉFORMANTE

1° **Forme monoarticulaire.** — Le début est en général lent, insidieux, progressif, rarement aigu. L'arthrite une fois constituée peut, d'après l'impotence qui prédomine, revêtir deux grands types cliniques :

1° *Le type avec limitation des mouvements arti-*

culaires, qu'il s'agisse d'ankylose ou de limitation par lésions de l'appareil de glissement. C'est la forme le plus souvent observée; l'impotence n'est pas très considérable, sauf dans les cas anciens.

2° *Le type avec laxité articulaire*, dans lequel on observe des mouvements anormaux et parfois des luxations. Cette forme, qui peut succéder à la précédente, s'observe dans les cas sévères ; elle est beaucoup plus rare et certains l'ont même jugée tellement exceptionnelle, qu'ils considèrent la laxité comme pratiquement pathognomonique des arthropathies tabétiques.

Dans les deux types, l'impotence ne condamne en général pas les malades à un repos absolu, mais elle est définitive.

2° Forme polyarticulaire. — Au point de vue clinique, on peut distinguer deux types :

1° Le premier, qui s'observe chez les sujets relativement jeunes, a un début aigu et une évolution rapide. Les déformations et les déviations sont précoces. Les désordres se limitent en général aux articulations primitivement atteintes. Cette forme n'est pas toujours progressive dans son évolution; souvent au bout de quelques années le processus articulaire s'éteint et le malade reste impotent dans la mesure des désordres acquis (obs. I, VIII, IX, XII).

2° Le deuxième type, observé chez des sujets plus âgés, est chronique d'emblée; son évolution est lente, mais progressive. Débutant au niveau des petites articulations des mains ou des pieds, le rhumatisme frappe plus tard les grosses jointures des membres en remontant vers leur racine. La maladie ne s'arrête jamais dans sa marche et l'impotence augmente chaque jour jusqu'à faire du malade un infirme et un incurable (obs. V, VI, VII, X).

Quelle que soit son évolution, la polyarthrite déformante réalise l'association des divers types d'impotence articulaire. Ankylose et laxité voisinent parfois sur deux doigts de la même main ; lésions de l'appareil de glissement, luxations coexisteront chez le même malade et souvent sur le même membre (obs. VI).

L'impotence varie dans des limites très étendues selon le nombre de jointures atteintes, le degré des lésions, etc. Mais, en général, les membres atteints « ne permettent bientôt plus les travaux de force ou d'adresse... La rigidité articulaire, les déviations pathologiques, rendent le malade inhabile à accomplir même les mouvements nécessaires aux divers actes de la vie et le font, en dernière analyse, impotent et infirme, au point de ne plus pouvoir se servir lui-même, selon l'expression consacrée » (Besnier). Le malade est alors obligé d'employer pour s'alimenter la « longue fourchette » dont parle Charcot. La marche devient impossible par suite de l'ankylose, des déviations, etc., le rachis peut se prendre et « alors les malheureux infirmes sont condamnés à rester dans leur lit pendant tout le reste de leur existence; on les voit quelquefois vivre plus de vingt ans dans cette affreuse position ».

V. — IMPOTENCE PAR SPONDYLOSE

Dans les spondyloses, toute l'impotence est représentée par l'ankylose plus ou moins étendue du rachis.

Au point de vue clinique, on distinguera donc :

1° **Les formes localisées**, qui peuvent être cervicale, dorsale, lombaire. Nous n'insisterons pas sur la description clinique des troubles fonctionnels qui se limitent à l'impossibilité de la flexion, de l'extension, de l'inclinaison latérale de la colonne.

2° **La forme généralisée**, où le rachis, sur toute sa longueur, forme un tige rigide. Le malade est alors complètement soudé ; il se retourne d'une seule pièce, fléchit les jambes pour ramasser un objet à terre, ne peut se pencher en avant. Il a l'aspect d'un « empalé ». La tête a perdu toute mobilité.

Au point de vue de leur évolution, on peut diviser les deux formes précédentes en trois types :

1° Le type simple ;
2° Le type pseudo-névralgique (de Forestier) ;
3° Le type ankylosant.

Dans les deux premiers, qui correspondent sans doute à des arthrites simples, la rigidité vertébrale disparaît au bout de quelques mois sous l'influence du traitement ; elle semble due plus à des troubles musculaires qu'à des lésions d'arthrite.

Dans le type ankylosant, la rigidité qui s'accompagne au début de pseudo-névralgies, est rebelle à la thérapeutique. Elle reste définitive, tandis que, peu à peu, les phénomènes douloureux s'amendent.

3° **La spondylose rhizomélique**, où l'impotence est beaucoup plus accusée, puisqu'à la rigidité vertébrale s'ajoute l'ankylose des articulations de la racine des membres. La marche se fait à petits pas, à cause de l'immobilisation des cuisses. Généralement, les petites articulations restent intactes. L'ankylose est définitive.

ÉLÉMENTS DE GRAVITÉ DE L'IMPOTENCE PAR LÉSIONS ARTICULAIRES

Nous avons étudié les diverses lésions des arthrites rhumatismales chroniques et l'impotence qui leur correspond. On pourra donc, suivant la forme des lésions articulaires en cause, tirer des notions importantes sur le degré des troubles fonctionnels. Mais, se baser uniquement sur les désordres anatomiques, n'est pas suffisant pour établir le pronostic d'une impotence par arthrite rhumatismale. Cela pour plusieurs raisons : d'abord, les divers types d'arthrite que nous avons décrits ne sont pas toujours aussi nettement séparés les uns des autres ; il y a entre eux des formes de transition, témoin les cas de polyarthrite blennorragique à la fois déformante et ankylosante. Le processus rhumatismal ne frappe pas uniquement tel ou tel élément articulaire à l'exclusion des autres et, là où existent des lésions osseuses, les ligaments sont toujours plus ou moins touchés ou inversement. Les grands types d'arthrite ne tirent donc leur physionomie que de la localisation dominante des lésions et, pour bien connaître l'impotence qui en résulte, il faut savoir pourquoi le processus tend surtout vers l'ankylose dans tel cas, vers les déformations dans tel autre, etc.

Une autre raison pour laquelle l'anatomie pathologique seule est insuffisante pour connaître la gravité et le pronostic d'une arthrite, c'est que les lésions articulaires ne sont pas immuables : elles sont sans cesse en train d'évoluer vers l'amélioration ou l'aggravation. Ici, une arthrite simple reste telle; là, on la voit évoluer vers l'ankylose ou les déformations; il faut savoir le pourquoi de ces différences. Connaître les lésions d'une arthrite ce n'est que connaître les troubles « actuels » : demain, il peuvent être modifiés. Il faut donc savoir ce qui peut les influencer et quel pronostic il faut faire pour l'avenir.

Pour résoudre le problème, il faut envisager l'étiologie du rhumatisme, le terrain sur lequel il se développe, enfin l'âge du malade.

1° Étiologie du rhumatisme. — Un fait bien établi est que les diverses causes du rhumatisme chronique, qu'il s'agisse d'intoxication, d'infection, de rhumatisme primitif, peuvent toutes donner lieu aux mêmes manifestations articulaires et, par conséquent, aux mêmes troubles fonctionnels. Souvent le type des impotences qui accompagnent les trois formes étiologiques du rhumatisme chronique est absolument similaire et peut, au premier abord, justifier les confusions. On peut encore dire, comme corollaire, que chacun des quatre grands types d'arthrite que nous avons décrits peut être le résultat soit d'un rhumatisme toxique, soit d'un rhumatisme infectieux, soit d'un rhumatisme primitif.

Cette règle générale, tout en restant exacte, est un peu modifiée par l'étude des cas cliniques.

En fait, *les rhumatismes dyscrasiques* (ou toxiques) presque toujours frappent légèrement, superficiellement l'article. Ils touchent la synoviale et y restent souvent cantonnés ; ce sont eux qui donnent avant tout les arthrites simples. Ils causent donc une impotence légère.

Les rhumatismes infectieux frappent primitivement et avec prédilection la synoviale et les tissus fibreux articulaires. Une autre de leurs particularités essentielles est leur tendance aux productions plastiques et à l'ankylose. Donc, l'arthrite des rhumatismes infectieux sera surtout l'arthrite plastique et leur impotence l'ankylose.

Les diverses infections ont-elles toutes une égale tendance ankylopoiétique ?

Non, et il faut distinguer à ce point de vue le rhumatisme franc, vrai, et les autres que l'on appelle parfois pseudo-rhumatismes.

Le rhumatisme franc, dans ses formes chroniques, aboutit très rarement à l'immobilisation articulaire. Sans doute on ne pensait pas de même autrefois, mais c'était avant la connaissance des rhumatismes infectieux; depuis lors Bouillaud, Trousseau, Besnier, Lépine ont affirmé la rareté de l'ankylose par rhumatisme vrai et cette opinion peut être journellement vérifiée.

Les autres rhumatismes infectieux (en particulier ceux d'origine blennorragique ou tuberculeuse) ont, au contraire, la plus grande tendance à la plasticité et à l'ankylose. Pour Poncet, il faut toujours penser au rhumatisme tuberculeux, en présence d'une ankylose spontanée dont la cause échappe, alors même que le malade est en pleine santé. Pour la colonne vertébrale cette loi est également vraie et, sur 174 tuberculeux, Lorentz en aurait trouvé 68 atteints de rigidité vertébrale.

Les diverses infections provoquent-elles des lésions différentes? Autrement dit, pour une infection donnée existe-t-il un type anatomique spécial ?

La blennorragie donne volontiers des ankyloses osseuses, qui sont rares au contraire dans le rhumatisme tuberculeux. Cependant, il ne faut pas être trop absolu et comme le disent Poncet et Leriche : « Toute toxi-infection est susceptible d'engendrer n'importe quelle variété d'ankylose. Chez tel individu elle donnera une ankylose capsulo-ligamenteuse, chez tel autre, une synostose absolue. Tout dépendra du mode d'attaque et de la localisation prédominante. »

Si le critérium anatomique d'une infection donnée n'existe pas, en se plaçant à un point de vue général, la nature infectieuse d'un rhumatisme commande les localisations articulaires de celui-ci ; même lorsqu'il est polyarticulaire, le rhumatisme infectieux a tendance à frapper un petit nombre de jointures (nous avons vu qu'il y avait des exceptions à cette règle) de plus, il se localise surtout sur les grosses articulations : genou, coude, etc. On peut tirer de là des notions utiles pour le pronostic d'une impotence.

Nous venons de voir comment le rhumatisme infectieux tendait vers l'ankylose ; mais, dans certains cas, plus rares il est vrai, au lieu d'évoluer vers les lésions plastiques, il aboutit aux déformations articulaires. Pourquoi ? Faut-il invoquer un mode d'attaque spécial et primitivement osseux de l'infection ? Faut-il, comme d'autres (Teissier et Roque), invoquer une atteinte articulaire indirecte, par voie tropho-névrotique, c'est-à-dire par action primitive des toxines sur le système nerveux central ? Il est difficile de répondre sur ce point.

Les mêmes théories peuvent expliquer le rhumatisme déformant primitif ; le terme de primitif est ici un terme d'attente indiquant seulement que l'infection ou l'intoxication originelle reste encore inconnue. Mais si la nature intime du processus déformant est aussi obscure dans les cas où il est primitif que dans les cas où il est infectieux, on a cherché à établir entre ces deux formes étiologiques une différence de pronostic. La forme primitive serait progressive et incurable ; la forme secondaire serait, au contraire, moins sévère et pourrait s'arrêter dans son évolution. Cette opinion n'est pas acceptée par tous. Elle a été très discutée et nous nous réservons de revenir ultérieurement sur la question (v. chap. VI).

2° Terrain. — La notion du terrain, capitale pour le pronostic d'une impotence, est encore mal connue. On peut dire, toutefois, qu'il existe deux terrains principaux sur lesquels peut évoluer le rhumatisme : le *terrain arthritique*, riche et bien nourri, et le *terrain débilité* et peu résistant.

Le premier est particulièrement disposé pour résister au rhumatisme et lui imprimer une allure bénigne. Les arthrites, quelle que soit leur étiologie, resteront simples et causeront peu d'impotence.

Sur un terrain appauvri, débilité, les lésions articulaires auront, au contraire, tendance à frapper les extrémités ostéo-cartilagineuses, à provoquer des lésions déformantes parfois définitives. C'est à juste titre que le froid, l'humidité, la misère physiologique ont été placés à l'origine du rhumatisme déformant encore bien nommé *arthritis pauperum*.

Enfin, certains terrains, encore qualifiés d' « arthritiques », sont bien connus pour favoriser l'évolution plastique des lésions articulaires. De par leur arthritisme, certains sujets présentent une véritable prédisposition à l'ankylose, car, chez eux, au moindre repos prolongé de l'article, des productions osseuses et des adhérences fibreuses se développent ; chez eux, les appareils immobilisants devront être laissés moins longtemps (Mauclaire). La tendance plastique que l'on attribue au terrain est due souvent, il faut le reconnaître, à l'infection causale. L'arthrite ankylopoiétique que Gosselin et Ollier attribuaient à un état spécial de l'organisme est mise, de nos jours, sur le compte de l'infection originelle. On avait prétendu aussi que la grossesse favorisait les ankyloses, mais on a reconnu que cette tendance était due à la nature souvent blennorragique des arthrites.

3° Age du malade. — C'est également un facteur à envisager dans l'évolution des arthrites. *Chez les jeunes sujets* à appareil lymphatique développé, les infections en pleine activité frappent avec prédilection la synoviale et tendront à produire des ankyloses.

Chez l'adulte et surtout chez le vieillard les toxines atténuées provoqueront plutôt des troubles trophiques articulaires et des lésions déformantes.

L'âge donne, dans certains cas, une évolution très particulière aux arthrites. Chez l'enfant, le rhumatisme blennorragique ne frappe, le plus souvent, qu'une seule jointure et, chez les tout jeunes sujets, il ne détermine jamais d'ankylose définitive (Vignaudon).

Comme on le voit, les notions d'étiologie, de terrain, d'âge, permettent, en présence d'une arthrite au début, de prévoir son évolution et de porter un pronostic. Ce sont ces facteurs qui déterminent la localisation primitive du processus rhumatismal sur la synoviale, sur les os, etc., qui commandent l'évolution vers le type déformant ou ankylosant, le caractère progressif ou non des lésions articulaires qui, en un mot, dominent toute l'impotence. Nous avons vu l'influence de ces facteurs sur le type de l'arthrite et son évolution ; comme corollaire, nous pouvons établir d'une façon schématique que l'arthrite simple répond à une cause toxique et à un terrain arthritique, l'arthrite ankylosante à une cause infectieuse et à un terrain arthritique également, l'arthrite déformante à une cause infectieuse, connue ou non, et à un terrain mal nourri, peu résistant, débilité.

CHAPITRE III

L'IMPOTENCE DE CAUSE MUSCULAIRE

L'étude de la pathologie des membres nous montre, à côté des cas où le jeu d'une articulation est compromis par des lésions de la jointure même, l'existence d'autres cas où l'impotence résulte d'un trouble dans le fonctionnement de l'appareil moteur de l'article.

Comment les muscles peuvent-ils faillir à leur tâche ?

De deux manières : 1° ils peuvent être atteints de *lésions anatomiques* qui compromettront leur rôle ; 2° ils peuvent présenter des *troubles purement fonctionnels*.

Dans les affections rhumatismales chroniques, l'impotence de cause musculaire est fréquente au point qu'on peut la constater presque chez chaque malade. Elle est due à des causes fort différentes, mais l'analyse montre que ces causes peuvent toutes être rangées dans les deux grandes classes d'impotence musculaire en général. Nous décrirons donc :

A. *L'impotence par lésion anatomique de l'appareil musculaire.*

B. *L'impotence par trouble fonctionnel de l'appareil musculaire.*

A. — L'IMPOTENCE PAR LÉSION ANATOMIQUE DE L'APPAREIL MUSCULAIRE

Nous avons en vue ici les déterminations anatomiques du rhumatisme chronique sur l'appareil musculaire. Celui-ci ne comprend pas seulement le *muscle proprement dit*, mais encore son *tendon* et sa *gaine synoviale*. Ces différentes parties forment un tout ; elles constituent, en réalité, un seul et unique organe et, de même qu'on ne peut les séparer au point de vue anatomique, de même il serait peu logique d'étudier séparément leurs lésions.

Au surplus, le muscle, son tendon et sa synoviale ayant, en réalité, un même rôle physiologique, les lésions de chacun de ces organes pris isolément aboutiront toujours à un même type d'impotence. C'est encore une raison de les réunir dans un même chapitre, qui comprendra (les ténosites ne comportant guère de description isolée) :

I. *Les myosites rhumatismales chroniques ;*

II. *Les synovites rhumatismales chroniques.*

I. — LES MYOSITES RHUMATISMALES CHRONIQUES

Le rhumatisme chronique peut causer au niveau des muscles deux ordres de troubles : les uns sont passagers, congestifs et constituent le *rhumatisme musculaire proprement dit ;* les autres aboutissent à des lésions réelles de la fibre, ce sont les *myosites rhumatismales*. En réalité, ces deux groupes ne sont pas toujours faciles à délimiter au point de vue anatomique ; on ne peut souvent dire où commencent les lésions musculaires ; nous resterons donc sur le terrain clinique et nous admettrons, comme Besnier, que « toutes les fois où il existe des phénomènes physiques manifestes : gonflement, dureté, saillie, douleur vive à la pression, on a affaire à une myosite vraie et non à un rhumatisme musculaire ».

Le rhumatisme musculaire proprement dit ne cause l'impotence que par le mécanisme de la douleur ; nous l'avons étudié au chapitre premier. Nous ne parlerons ici que des *myosites*.

Leurs lésions sont celles de toute myosite infectieuse et ne sont guère intéressantes qu'au point de vue de leur évolution. Celle-ci peut se faire du côté de l'atrophie ou de la sclérose. L'atrophie, parfois définitive, survient dans les cas de longue durée, à nombreuses rechutes. Quand il y a sclérose, le muscle est transformé en un bloc fibreux, d'aspect cicatriciel, avec disparition plus ou moins complète des fibres (cirrhose musculaire de Durante), et l'on voit souvent survenir des rétractions musculo-tendineuses.

Les myosites rhumatismales chroniques peuvent être dues au rhumatisme vrai, franc, et leur existence a été prouvée par les observations de Wolff, de Sick, Schnell, Risse, Laquer, Verhoogen, etc. Elles peuvent être causées également par l'infection gonococcique, tuberculeuse, etc.

L'impotence provoquée est de nature variable. Dans les cas récents, elle est due (les phénomènes douloureux mis à part) aux lésions des fibres musculaires.

Celles-ci, par suite de leur inflammation, sont en état de *contracture permanente*, d'où gêne, limitation des mouvements et parfois (dans certains torticolis, par exemple) déviations pathologiques et attitudes vicieuses.

Dans les myosites rhumatismales anciennes, l'impotence est réalisée par un autre mécanisme : l'*atrophie* consécutive à l'inflammation des fibres. Cette atrophie compromet la force et le pouvoir moteur des muscles et cela d'une façon parfois définitive.

Enfin, l'impotence peut être réalisée d'une troisième façon : par la *rétraction des muscles sclérosés*. En effet, nous avons vu que certaines myosites rhumatismales, au lieu d'évoluer vers l'atrophie, évoluaient vers la transformation fibreuse des éléments musculaires. Ce fait, qui s'observe surtout dans l'infection tuberculeuse, amène des rétractions musculo-tendineuses considérables, d'où attitudes vicieuses permanentes. Poncet rapporte l'histoire d'un malade qui avait l'avant-bras fléchi à angle aigu sur le bras avec flexion palmaire du carpe sur l'avant-bras, subluxation dorsale médio-carpienne (mains des danseuses cambodgiennes). Ces déformations, ces pseudo-ankyloses étaient dues, non pas à des arthrites, mais uniquement à des rétractions musculaires permanentes par myosite rhumatismale tuberculeuse.

Chez un malade de Roque, les deux genoux étaient maintenus en flexion par une myosite de même nature. Des myotomies et des ténotomies suffirent à redresser les membres inférieurs, dont les articulations étaient, par conséquent, étrangères aux déformations constatées.

II. — LES SYNOVITES RHUMATISMALES CHRONIQUES

Le glissement des tendons est facilité par les synoviales qui les engainent. Lors des contractions musculaires, ces séreuses permettent au tendon, véritable agent de transmission du muscle, d'accomplir son rôle d'intermédiaire entre la force musculaire d'une part, et les segments osseux de l'autre. On comprend, dès lors, comment les synovites entraveront le jeu du tendon, et comme celui-ci ne fait qu'un avec le muscle, au point de vue fonctionnel, l'impotence causée trouve sa place ici.

Les synovites rhumatismales chroniques sont assez fréquentes, surtout dans les rhumatismes infectieux. Quelques-unes appartiennent au rhumatisme vrai, mais la plupart relèvent de la blennorragie ou de la tuberculose. Poncet et Leriche ont décrit la forme « polysynovites chroniques » dans le rhumatisme tuberculeux. Andrieu (thèse Lyon, 1903), a étudié les localisations synoviales de cette affection chez l'enfant.

Chroniques d'emblée, ou après plusieurs attaques aiguës, elles frappent les gaines du poignet ou du cou-de-pied et se traduisent par du gonflement et des phénomènes douloureux. Nous avons déjà envisagé l'impotence résultant des douleurs, celle qui tient aux lésions anatomiques, est due à l'épaississement de la séreuse qui se couvre d'exsudats, perd son poli, se dessèche parfois, gênant ainsi le glissement du tendon. Souvent il se forme même des adhérences entre celui-ci et sa gaine, ce qui compromet encore plus gravement la transmission des mouvements. A la main, la flexion et l'extension des phalanges sont limitées; au pied, c'est la marche qui est gênée et parfois impossible.

B. — L'IMPOTENCE PAR TROUBLE FONCTIONNEL DE L'APPAREIL MUSCULAIRE

Dans le chapitre précédent, nous avons étudié l'impotence qui résulte d'une détermination rhumatismale chronique sur l'appareil musculo-tendineux. Il s'agissait d'une affection purement locale, se traduisant par des lésions évidentes de la fibre musculaire.

Mais le « moteur articulaire » peut être atteint d'une autre façon et présenter de simples troubles fonctionnels, dus alors à une localisation rhumatismale à distance, sur les articulations, le système nerveux, etc. Dans ce cas, le muscle n'est atteint que secondairement, il n'est plus malade par lui-même, et n'est que le témoin de déterminations pathologiques qui ont frappé d'autres appareils.

Ces troubles musculaires fonctionnels du rhumatisme chronique sont cependant les plus fréquents. Nous en décrirons trois : *l'atrophie*, *les paralysies*, *les contractures*.

Nous pourrions étudier séparément chacun de ces troubles, mais ils s'associent souvent dans la réalité, et une description distincte serait peu conforme aux faits ; leur pathogénie est, d'autre part, très variable, ce qui rendrait notre exposé confus. Le mieux est donc, pour étudier la nature, l'évolution et le pronostic de ces troubles fonctionnels, de les diviser d'après leur pathogénie. Or, les uns, de beaucoup les plus fréquents, ont pour cause une arthrite, les autres ne dépendent pas d'une lésion articulaire. Nous distinguerons donc :

I. — *Les troubles musculaires d'origine abarticulaire.*

II. — *Les troubles musculaires d'origine articulaire.*

I. — LES TROUBLES MUSCULAIRES D'ORIGINE ABARTICULAIRE

Ces troubles peuvent se présenter de deux façons : ou bien il n'y a pas d'arthrites concomitantes, ou bien il y a des arthrites, mais celles-ci ne sont sûrement pas la cause des troubles musculaires dont l'origine apparaît d'une façon évidente, par exemple dans la compression d'un tronc nerveux par des ostéophytes, par du tissu fibreux, etc. (Sans doute, dans ce dernier cas, ce sont les lésions articulaires qui ont causé la compression nerveuse et, par suite, les troubles musculaires ; il n'empêche que ceux-ci ne sont pas de cause articulaire véritablement ; ils sont dus à la compression nerveuse et celle-ci aurait pu être réalisée par tout autre lésion qu'une arthrite.)

Ceci étant bien établi, nous dirons que parmi les troubles musculaires d'origine abarticulaire, les *contractures* sont rares, tandis que les *atrophies* et les *paralysies* sont beaucoup plus fréquentes ; dans la majorité des cas, ces deux phénomènes coexistent et s'associent.

Nous distinguerons parmi les troubles abarticulaires :

1° *Les troubles musculaires par compression nerveuse ;*

2° *Les troubles musculaires par lésion primitive du système nerveux* (sans arthrites concomitantes).

1° Les troubles musculaires par compression nerveuse. — Ces troubles sont rares. Du type périphérique, ils sont dus à la compression d'un nerf par des exostoses, du tissu fibreux, etc.

Dans le *morbus coxæ senilis*, on peut voir, par exemple, des paralysies-atrophies dans le domaine du sciatique, par compression de ce nerf au niveau de la hanche lésée.

Ailleurs la compression, au lieu de porter sur les nerfs, portera sur les racines. Dans les spondyloses et, en particulier, dans le rhumatisme vertébral ostéophytique, on peut voir (outre les pseudo-névralgies que nous avons déjà signalées antérieurement) des paralysies-atrophies à distribution radiculaire. Dans une spondylose cervicale, on a constaté une atrophie des muscles du membre supérieur, affectant la distribution des paralysies radiculaires du plexus brachial.

2° Les troubles musculaires par lésion primitive du système nerveux. — Ces troubles peuvent se présenter de diverses façons :

a) On peut avoir affaire à des *troubles musculaires*

.imités, peu marqués, dans le domaine d'un nerf périphérique. C'est ce qui sera réalisé, par exemple, dans une sciatique rhumatismale tuberculeuse, où l'on observera, en même temps que les douleurs, une légère atrophie des muscles de la cuisse, avec un peu de faiblesse à leur niveau.

b) Dans d'autres cas, on aura affaire à des *troubles musculaires étendus, marqués*, réalisant ordinairement une paraplégie, rarement une mono ou une quadriplégie. Ces troubles existent seuls ou s'accompagnent de troubles sensitifs, trophiques, de troubles des réservoirs, etc.

Dans d'autres cas, les troubles musculaires étendus, au lieu d'affecter le type paralytique, présentent le type atrophique. Souplet, sur 14 blennorragies compliquées d'accidents médullaires, en a trouvé 5 où il y avait absence d'arthropathies et cependant amyotrophie étendue. Limasset (thèse Paris, obs. IV) a vu un cas d'atrophie musculaire généralisée chez un blennorragien, sans aucune lésion articulaire.

Ces troubles musculaires étendus, qu'ils soient paralytiques, atrophiques ou les deux à la fois, évoluent généralement vers la guérison au bout de quelques semaines.

Ils sont dus soit au rhumatisme franc, soit aux rhumatismes blennorragique, tuberculeux, etc. Comme on ne peut leur attribuer une origine articulaire, ils relèvent évidemment d'une localisation du processus rhumatismal sur le système nerveux. Le seul point en litige est le siège de cette localisation.

1° Pour les uns, il s'agit de *névrites périphériques*,

névrites isolées dans les troubles musculaires limités, polynévrites dans les troubles étendus.

Cette opinion a été soutenue par Pitres et Vaillard à propos de l'infection tuberculeuse.

Dans l'infection blennorragique, les paralysies ou atrophies musculaires peuvent de même être attribuées à des névrites périphériques. Celles-ci, déjà soupçonnées par Engel Reimer (1890), sont admises par Pombrak, Finger, Lévy (thèse Paris, 1897).

2° Pour d'autres, c'est le *système nerveux central* qui doit être incriminé pour expliquer les phénomènes paralytiques ou atrophiques. On a alors affaire à un véritable *rhumatisme spinal*, qu'il s'agisse d'une myélite, d'une méningite ou d'une méningo-myélite.

Pour Arthaud, Raymond, les accidents nerveux des tuberculeux, attribués par Pitres et Vaillard aux névrites périphériques, sont explicables par l'hypothèse d'une méningo-myélite, d'une lepto-myélite.

Rappelons ici que certains lumbagos accompagnés de paraplégie ont été mis sur le compte d'un rhumatisme spinal (Picaud) et qu'on a signalé des formes curables, probablement rhumatismales, de la pachyméningite cervicale hypertrophique (Foulon, thèse Paris, 1900).

Quelle que soit la pathogénie proposée, on pourra objecter que les troubles musculaires par lésion primitive du système nerveux sont dus à des névrites ou à des méningomyélites infectieuses, que ce ne sont, par conséquent, pas des accidents rhumatismaux. On peut répondre que ces méningo-myélites sont parfois qualifiées de « rhumatisme spinal » ; il y a donc là une simple discussion de terminologie dans laquelle nous n'avons pas à intervenir. En outre, l'hypothèse d'une lésion nerveuse véritable n'est pas admise par tous ; Limasset attribue les atrophies musculaires blennorragiques à des troubles purement dynamiques du système nerveux central. C'est pour ces diverses raisons que nous avons décrit les troubles musculaires par lésion primitive du système nerveux parmi les causes d'impotence du rhumatisme chronique.

II. — LES TROUBLES MUSCULAIRES D'ORIGINE ARTICULAIRE

Nous avons vu qu'à côté des troubles musculaires fonctionnels, qui ne peuvent être attribués à des lésions articulaires, il en existe d'autres qui doivent être rapportés aux arthrites rhumatismales chroniques, ou, plus exactement, qui peuvent leur être rattachés, car, pour certains de ces troubles tout au moins, l'origine articulaire, comme nous le verrons, est encore discutée.

Les troubles musculaires d'origine articulaire (conservons leur cette désignation commode, malgré les réserves que nous venons de faire) se présenteront dans le rhumatisme chronique sous forme *d'atrophies, de contractures, de paralysies*. Ces dernières sont rares, mais les deux premières sont d'observation courante et généralement associées les unes aux autres.

La fréquence de ces troubles ne doit pas nous étonner. On sait avec quelle régularité le système musculaire est atteint dans les arthrites. Hunter (1839) parlait déjà d'une vague « sympathie » unissant les muscles aux articulations. Depuis lors, cette notion s'est constamment précisée. L'expérimentation est venue apporter son appui à la question. Valtat et d'autres, en déterminant des arthrites chez l'animal, ont provoqué des atrophies musculaires dans les membres correspondants.

Si les troubles musculaires peuvent exister dans toutes les arthrites en général, elles seront particulièrement fréquentes dans le rhumatisme chronique, où les déterminations articulaires occupent la place que l'on sait. Charcot n'a-t-il pas dit : « L'atrophie musculaire fait partie intégrale de l'histoire du rhumatisme articulaire subaigu ou chronique, de l'arthrite sèche, de la goutte. »

1° Historique. — L'histoire des troubles musculaires par arthrite rhumatismale ne peut guère être séparée de celle des troubles musculaires d'origine articulaire en général.

Ceux-ci ont été connus de tout temps. Hippocrate les avait déjà entrevus ! Mais il faut arriver aux thèses de Trastour, de Charcot (1853) pour avoir une étude quelque peu précise de la question. Le Fort la reprend en 1876. Urdy étudie les atrophies du rhumatisme blennorragique (1878), puis nous trouvons les travaux de Brown-Séquard et Vulpian, de Mondan (1883), de Vignes, de Klippel et Weil, etc.

Au point de vue expérimental, il faut citer Valtat (1877), Raymond, Deroche (1890), Duplay et Cazin (1891).

L'anatomie pathologique de la question a été mise au point par Debove, Marinesco et Durante (1895), Maly et Mignot (1899).

Citons encore la récente thèse de Gonthier (Paris, 1911), sur les rhumatismes amyotrophiques.

On trouvera dans notre bibliographie des indications plus complètes sur les multiples travaux qu'ont suscité les troubles musculaires des arthrites.

Nous allons maintenant passer à l'étude clinique de ces troubles et, en particulier, de l'atrophie et des contractures.

2° Les atrophies. — a) *Début*. — Le début des atrophies par arthrite rhumatismale chronique est en général précoce et rapide.

Souvent, on les voit survenir dès la première semaine. Ailleurs, leur début est plus tardif et se fait après plusieurs poussées articulaires, alors que le fonctionnement des jointures est déjà plus ou moins compromis. Pour Deroche, ce n'est souvent que du deuxième au quatrième mois, après l'apparition des accidents rhumatismaux que l'atrophie devient nettement apparente.

A quoi tiennent ces différences de précocité dans l'apparition de l'atrophie ? Il est souvent difficile de le dire ; le type des lésions articulaires semble intervenir cependant et, pour Gontier, les formes avec hydarthrose sont celles qui donnent le plus vite des atrophies.

b) *Localisation*. — L'atrophie, une fois constituée, ne frappe pas également tous les muscles moteurs d'une jointure ; elle prédomine sur le groupe des *extenseurs* de l'article. Au membre supérieur, sont surtout atteints les muscles suivants : sus et sous-épineux, deltoïde, grand dorsal, grand pectoral, triceps. Au membre inférieur, les fessiers, les adducteurs et surtout le quadriceps (obs. V, VI *bis*, IX, XI) sont touchés d'une façon prépondérante. A la main, ce sont les lombricaux (Potain).

c) *Degrés*. — On peut observer tous les degrés entre l'atrophie légère, sans tendance envahissante, qui cède en quelques semaines aux courants d'induction, et ces cas où, du fait de l'atrophie intense, généralisée, prédominant sur les arthropathies, le malade est transformé en une chronique incurable.

Mais, pour faciliter notre description, suivant l'exemple de Klippel et Weil, de Gonthier, nous distinguerons trois degrés dans les atrophies par arthrite rhumatismale chronique et nous ferons un tableau clinique de chacun d'eux.

1° *Le degré léger* (obs. V, VI *bis)* est le plus fréquent. De tous les muscles périarticulaires un seul, bien défini, s'atrophie. Ce muscle électif, véritable « muscle sensible » qui subit le premier ou le seul le contre-coup de la lésion articulaire, n'est pas toujours un extenseur ; ce peut être un fléchisseur ou un muscle ni extenseur, ni fléchisseur. Le muscle sensible de la scapulo-humérale est le deltoïde ; celui du coude est le triceps; celui de la coxo-fémorale, le grand fessier ; celui du genou, le quadriceps (obs. XI). Pour la sterno-claviculaire, c'est le grand pectoral (Klippel). Dans une arthrite métacarpo-phalangienne du pouce, c'est le court adducteur de ce doigt qui, seul de tous les muscles thénar, s'atrophie (Klippel, *Archives générales de Médecine*, oct. 1897).

Parfois même, le muscle électif ne s'atrophie pas en totalité, mais dans certains de ses faisceaux seulement (Debove), ou bien toūs les faisceaux sont pris, mais à des degrés différents (un cas de Klippel pour le quadriceps).

2° *Le degré moyen* est caractérisé par l'atrophie de tous les muscles qui entourent la jointure malade. Une arthropathie de l'articulation métacarpo-phalangienne du pouce donnera une atrophie de tous les muscles thénar; une arthrite du genou causera l'atrophie de tous les muscles de la cuisse et de la jambe. Là encore, on constate souvent que le muscle sensible de l'articulation malade est plus touché que les autres.

3° *Le degré grave* nous montre l'atrophie, non seulement des muscles périarticulaires, mais encore des muscles situés plus ou moins loin de la jointure malade (obs. XXVII). Pour une arthrite du coude, on aura une atrophie de tous les muscles du membre supérieur; pour une lésion du genou, l'amyotrophie frappera tout le membre inférieur jusqu'aux fessiers. Les muscles périarticulaires restent, d'ailleurs, généralement les plus atteints.

Klippel et Weil citent un rhumatisme gonococcique de la hanche gauche avec atrophie des fessiers et de tous les muscles de la cuisse et de la jambe.

Un rhumatisme gonococcique du poignet présenta une atrophie prononcée de tous les muscles du membre supérieur, de l'épaule à la main.

Nous n'avons envisagé, jusqu'à présent, que des cas de monoarthrite; si nous prenons maintenant un rhumatisme oligoarticulaire, frappant, par exemple, toutes les jointures d'un membre, l'amyotrophie est encore plus accusée. Dans une observation de Deroche et dans une de Do Amaral, les malades présentaient une ankylose de l'épaule, du coude et de la main; ils avaient une atrophie de tout le membre supérieur, absolument comparable aux myopathies du type Aran-Duchenne.

Enfin, lorsqu'on considère des rhumatismes chroniques polyarticulaires, l'atrophie devient un symptôme capital et passe au premier rang, d'abord à cause du nombre des muscles touchés, puis, par ce fait, signalé par Urdy, que, toutes choses égales, l'atrophie est plus marquée au cours des poly qu'au cours des monoarthites. Klippel et Weil rapportent, à titre d'exemple, les cas suivants :

Un malade de Deroche, atteint de rhumatisme chronique des deux épaules et du coude gauche, eut une atrophie généralisée de tous les muscles des membres supérieurs avec atteinte des muscles sus et sous-scapulaire, trapèze, grands dorsaux et pectoraux.

Un autre malade de Deroche, présentant une atteinte des genoux, des hanches et des tibio-tarsiennes eut une amyotrophie totale des membres inférieurs qui rendait la marche impossible.

Un malade de Dercum, frappé de rhumatisme blennorragique des épaules et des genoux, fit en quatre semaines une atrophie des membres supérieurs, des membres inférieurs et du tronc ; seuls les muscles de la face furent respectés.

Les atrophies sont particulièrement prononcées dans la polyarthrite généralisée chronique et déformante d'origine blennorragique. L'amyotrophie domine le tableau clinique, « elle est intense et frappe tous les groupes musculaires ; les légers mouvements que permettaient les articulations chroniquement enflammées sont rendus impossibles par la disparition presque complète des masses musculaires : bientôt ces malades ressemblent plus à des myopathiques qu'à des rhumatisants » (Klippel et Weil).

Il faut, maintenant, chercher à savoir ce qui détermine le degré de l'atrophie, non plus au point de vue du nombre des muscles atteints, mais de l'intensité avec laquelle ils sont touchés. Pourquoi ici l'atrophie est-elle au premier plan, alors qu'ailleurs il faut la rechercher au milieu des phénomènes concomitants ?

D'une façon générale, l'intensité de l'atrophie est proportionnelle au nombre des jointures atteintes (Urdy), à l'ancienneté de l'arthrite, à l'ankylose de l'article. Elle semblerait devoir être également en rapport direct avec la gravité des lésions articulaires. Or, il n'en est rien. Charcot a bien montré qu'il n'y avait aucun rapport nécessaire entre l'intensité des arthrites et celle des troubles musculaires qui en dépendent. Une arthrite extrêmement légère peut s'accompagner d'une grosse atrophie, alors que l'inverse est également vrai. Dans les observations de Klippel et Weil cette disproportion est facile à constater. Le fait n'est, d'ailleurs, pas particulier au rhumatisme chronique et on a vu des amyotrophies très étendues, à la suite de traumatismes insignifiants des membres (Desnos et Barié, Cibrie, etc.)

d) *Caractères.* — L'exploration électrique des muscles montre que les atrophies par arthrite rhumatismale ne s'accompagnent pas de *réaction de dégénérescence;* la plupart des auteurs, Teissier et Barjon notamment, ont insisté sur ce fait (la R. D. existait, cependant, dans un cas de Klippel, *Bulletin de la Société anatomique*, 1887 et 1888). Il y a simplement diminution quantitative de l'excitabilité électrique, c'est-à-dire qu'on constate uniquement une diminution de la contractilité proportionnelle au degré de l'atrophie.

Au point de vue anatomo-pathologique, on ne trouve pas de lésions de la fibre musculaire. Debove, dans une autopsie de rhumatisant, chronique ayant examiné les muscles atrophiés, a trouvé de la sclérose du tissu conjonctif, mais une atrophie simple des fibres sans dégénération. L'atrophie était inégalement répartie sur les différents faisceaux d'un même muscle et certains étaient beaucoup plus atteints que d'autres.

e) *Evolution.* — L'évolution des atrophies rhumatismales est des plus variables. Gonthier fait remarquer qu'il y a une différence entre celles qui surviennent rapidement après des arthrites à allure aiguë et celles causées par des arthrites chroniques d'évolution prolongée. Dans le premier cas, l'atrophie disparaît en général rapidement et complètement; dans le deuxième, au contrairè, l'atrophie traîne en longueur, s'exagère à chaque poussée articulaire, devient beaucoup plus tenace et difficile à guérir.

Quoi qu'il en soit, on peut dire qu'en général il n'y a pas parallélisme absolu entre l'évolution des lésions articulaires et celle de l'atrophie. Charcot a bien montré que celle-ci survit toujours un certain temps à la guérison de l'arthrite qui lui a donné naissance.

3° Les contractures. — Les *contractures*, « état pathologique caractérisé par une contraction involontaire et durable des muscles » (Blocq) sont une grande cause d'impotence dans les arthrites rhumatismales chroniques.

Ces contractures d'origine articulaire, coexistent fréquemment, avons-nous dit, avec les atrophies. Ce sont deux phénomènes de même ordre, de même origine, qui doivent être mis côte à côte ; ils ne différeront que par la façon dont ils créent l'impotence.

a) *Début.* — Comme les atrophies, les contractures apparaissent, en général, d'une façon précoce dès le début des phénomènes articulaires et avant qu'il y ait des désordres ou des déformations marquées de la jointure (l'obs. VI en est un bel exemple).

Dans certains cas, on observe ce que Charcot et Blocq ont appelé la *contracture latente.* Les contractures musculaires n'existent pas encore en réalité, mais on observe des phénomènes équivalents, tels que : exagération des réflexes, trépidation épileptoïde, etc. Cette « contracture latente », ces troubles associés, précèdent les contractures vraies et permettent de prévoir leur apparition.

b) *Localisation.* — Contrairement à l'atrophie qui frappe les extenseurs, les contractures par arthrite rhumatismale chronique se localisent sur les *fléchisseurs* de l'article, ce qui aura pour résultat d'entraîner des déviations segmentaires dans le sens de la flexion (obs. VI). Elles s'exagèrent quand on essaie de mobiliser la jointure malade ; elles augmentent pendant le sommeil, etc.

Degrés. — Les contractures peuvent s'observer dans toutes les formes d'arthrites rhumatismales chroniques et ne sont pas l'apanage de tel ou tel type plus spécialement. Nous n'entreprendrons donc pas de décrire tous les aspects qu'elles peuvent présenter ; nous esquisserons simplement les deux formes cliniques le plus souvent observées.

1° *Dans les monoarthrites*, les contractures se localisent sur les fléchisseurs de l'article malade. Dans un rhumatisme blennorragique du genou, par exemple, les muscles postérieurs de la cuisse se contractent, déterminent une flexion de la jambe et immobilisent la jointure dans cette position, ce qui peut en imposer, à première vue, pour une ankylose.

Dans certains cas, l'arthrite restant unique, on peut voir les contractures s'étendre aux muscles moteurs des autres jointures du membre atteint. C'est la « contracture ascendante réflexe d'origine articulaire » de Duchenne. Un cas d'arthrite du genou, comme celui précédemment cité, pourra alors entraîner la contracture de tous les muscles du membre inférieur. Il y a là un phénomène de diffusion analogue à celui que nous avons décrit à propos des atrophies.

2° *Dans les polyarthrites* (obs. VI) les contractures sont d'emblée assez étendues. Prenons comme exemple clinique celles de la polyarthrite déformante. Elles apparaissent au niveau des petits muscles des mains où elles se manifestent sous forme de crampes paroxystiques douloureuses revenant par poussées irrégulières. Ces crampes déterminent des déviations au niveau des doigts ; plus tard, elles s'étendent à tous les muscles de l'avant-bras et du bras, peuvent même, dans certains cas, envahir les quatre membres. Les déviations qu'elles occasionnent sont passagères au début, et, après une période paroxystique ayant amené des déformations, on peut voir une période de rémission plus ou moins longue : le spasme tombe, les déformations se corrigent peu à peu, jusqu'à ce que de nouvelles crampes apparaissent. Ce n'est que plus tard, après plusieurs poussées de contractures, que surviendront les déformations et les déviations articulaires définitives (obs. V, VI, IX).

c) *Évolution*. — Comme nous venons de le voir, au début les contractures sont intermittentes comme les poussées articulaires qui leur donnent naissance. Plus tard, elles évoluent de deux façons : ou bien elles cessent en même temps que la jointure guérit ou s'ankylose (obs. I, III, VIII, IX) ou bien aux contractures font suite les rétractions musculaires. Les muscles raccourcis finissent par garder une brièveté anormale ; ils ne permettent plus le redressement de la jointure et la fixent en position vicieuse (obs. VI).

Ajoutons que les contractures ne s'accompagnent jamais de lésions appréciables de la fibre musculaire

(Blocq). Celles que l'on peut observer sont toujours dues à des complications.

4° Les phénomènes associés. — Aux atrophies et aux contractures par arthrite se trouvent associés un certain nombre de phénomènes d'origine nerveuse dont l'importance est surtout mise en valeur dans les discussions pathogéniques.

Parmi ces « phénomènes associés », citons d'abord *l'exagération des réflexes tendineux* surtout appréciable au niveau des muscles en voie d'atrophie (obs. XI); citons encore *la trépidation épileptoïde* moins fréquemment observée (voir les travaux de Llewelyn Jones).

Les paralysies observées au cours des arthrites rhumatismales chroniques, quand elles n'ont pas une cause extraarticulaire évidente, ont une pathogénie très discutée ; comme, d'autre part, elles sont rares et toujours associées à des atrophies, nous pensons que leur place est indiquée ici.

Elles surviennent généralement dans les polyarthrites généralisées et frappent surtout les extenseurs. Elles apparaissent quelquefois très rapidement peu après le début des manifestations articulaires, et souvent même avant l'apparition des atrophies. Mais paralysies et atrophies ne peuvent être indépendantes qu'au début, et ensuite elles coexistent sur les mêmes muscles. Les deux phénomènes sont alors difficiles à isoler l'un de l'autre ; cependant les muscles atrophiés peuvent encore se contracter, ce qui n'a pas lieu s'ils sont également paralysés.

Les paralysies par arthrite sont généralement incomplètes, mais étendues. Elles affectent souvent le type de la paraplégie. Ce sont, par exemple, des malades atteints de spondylose ou de polyarthrite qui se plaignent de faiblesse des jambes et dont l'examen révèle une parésie à ce niveau surajoutée à l'atrophie.

5° Aperçu pathogénique. — Nous voici arrivé à un chapitre extrêmement confus de notre étude. La pathogénie des troubles musculaires par arthrite dans le rhumatisme chronique a suscité de telles discussions qu'un volume ne suffirait pas à les rapporter. Nous ne ferons qu'une brève revue des principales théories, cela dans le but de rechercher des éléments de pronostic et des indications thérapeutiques.

Commençons par la *pathogénie de l'atrophie.*

1° THÉORIES MUSCULAIRES. — *a)* Les uns admettent une *myosite* par propagation de l'inflammation articulaire aux muscles voisins (Lasègue, Duplay et Clado, von Strümpell, Hagen).

Mais, en clinique, on observe que l'atrophie s'étend à la totalité du muscle considéré, au lieu de rester limitée à sa portion juxta-articulaire (Bannatyne). De plus, l'histologie montre qu'il y a atrophie simple, sans myosite.

b) Pour J. Roux, il faut invoquer la *compression des vaisseaux nourriciers des muscles*, d'où anémie, puis atrophie. La compression est due à la distension musculaire résultant des hydarthroses.

Cette théorie explique l'atrophie du deltoïde dans une arthrite scapulo-humérale avec épanchement ;

mais quand celui-ci fait défaut ou quand on envisage une autre articulation, cette théorie ne saurait être admise.

c) Pour Gosselin, l'atrophie est réalisée parce que les matériaux de nutrition destinés aux muscles sont détournés vers les tissus articulaires enflammés.

C'est là une théorie bien hypothétique.

d) F. Raymond, dans les atrophies par rhumatisme blennorragique, admet que les toxines microbiennes agissent directement sur les muscles. On aurait donc une véritable *myopathie*.

e) Rapprochons de ces théories musculaires celles de Gauthier de Charolles qui attribue certaines atrophies à des *troubles de la sécrétion des synoviales articulaires*.

Outre les objections que nous avons déjà faites à la plupart de ces théories, on peut encore leur reprocher de n'expliquer ni l'apparition précoce des atrophies, ni l'existence des atrophies à longue distance des jointures malades.

2° Théorie de l'immobilisation. — L'atrophie a été attribué à *l'inactivité fonctionnelle des membres* par suite de l'immobilisation due aux arthrites (théorie de Cruveilher, Onimus, Gillet, Bonnet, reprise en Allemagne par Strasser, Hanau, Sulzer, Bum. Gonthier lui accorde un certain crédit).

Cette théorie a pour elle les expériences de Bum, qui a constaté que sur des membres sains et immobilisés l'atrophie était plus marquée que sur des membres malades qui avaient la liberté de leurs mouvements. En outre, les pratiques thérapeutiques qui combattent l'immobilisation, retardent l'atrophie musculaire (expérience de Déjerine et Salvioli).

On peut lui faire les objections suivantes : certains malades immobilisés, les hémiplégiques par exemple, ne font pas d'atrophie ; d'autre part, elle n'explique pas l'atrophie d'un seul muscle, du muscle sensible ; tous les muscles périarticulaires devraient être touchés. Souvent aussi dans les arthrites l'atrophie est extrêmement précoce et précède toute immobilisation. On peut donc conclure que l'immobilité contribue au développement des amyotrophies, mais d'une façon secondaire ; leur véritable cause est ailleurs.

3° Théories nerveuses. — Ce sont à peu près les seules admises actuellement.

Les uns ont incriminé les nerfs périphériques, les autres le système nerveux central.

Nerfs périphériques. — Pour Sabourin, Kahane, l'atrophie est due à des *névrites* par propagation de l'inflammation de la jointure aux nerfs musculaires. De fait, les névrites sont fréquentes dans le rhumatisme chronique. Pitres et Vaillard, sur trois autopsies, ont constaté les trois fois des altérations nerveuses. Pour ces auteurs, il semble également exister un rapport entre les névrites et les troubles trophiques musculaires ; l'évolution des deux lésions est parallèle.

A cette théorie de la névrite périphérique, on peut objecter que souvent chez les rhumatisants chroniques, l'atrophie ne s'accompagne d'aucune lésion anatomo-pathologique des nerfs. Plusieurs cas négatifs de cette sorte ont été observés par Debove et

Strümpell. Moussous a parfois constaté des altérations des petits filets nerveux intra-musculaires, mais c'étaient toujours des lésions limitées aux terminaisons nerveuses et, en remontant vers le tronc du nerf correspondant, on ne constatait jamais d'altérations de celui-ci.

Système nerveux central. — Pour d'autres auteurs, c'est dans le système nerveux central qu'il faut rechercher la cause des atrophies. Il est atteint par voie centripète; les lésions articulaires sont le point de départ d'une série d'impressions qui, transmises à la moelle, y déterminent des troubles divers qui causeront l'atrophie par voie centrifuge.

Brown-Séquard admet un réflexe à point de départ articulaire, agissant sur les centres vaso-moteurs des muscles et amenant la vaso-constriction de leurs vaisseaux. Il y a atrophie par trouble circulatoire.

Vulpian réfute cette théorie. Pour lui, le réflexe agit non pas sur les centres vaso-moteurs, mais sur les centres trophiques médullaires des muscles.

Charcot a repris et développé la théorie de Vulpian. Pour lui, l'atrophie ne serait pas toujours purement réflexe et les impressions articulaires centripètes pourraient provoquer des troubles médullaires soit purement *dynamiques*, soit *organiques*.

Ces *lésions médullaires* d'origine articulaire ne sont pas une simple hypothèse. Elles ont été constatées à l'autopsie de rhumatisants chroniques ayant présenté des atrophies ; elles occupaient les cornes antérieures et leur siège correspondait aux centres des muscles atteints. Klippel, Folli, etc., les ont signalées. Comment expliquer leur genèse ? Les excitations à point de départ articulaire, après avoir pendant un certain temps amené des troubles médullaires purement fonctionnels, finissent par occasionner de véritables lésions des centres qui vont prolonger et aggraver l'atrophie. Dans les cas de rhumatismes anciens, ces lésions médullaires pourront diffuser, causant alors ces phénomènes paralytiques que nous avons décrits ; la maladie est arrivée à sa phase myélopathique. Dans les formes à lésions articulaires accusées et d'évolution rapide, cette phase pourrait survenir rapidement, dans les premiers stades de l'affection et non plus tardivement comme à l'ordinaire.

Mais d'autres auteurs, tout en admettant les lésions centrales, les interprètent différemment et les considèrent non plus comme *secondaires*, mais comme *primitives*.

Dès lors, la pathogénie des atrophies musculaires serait renversée ; au lieu d'avoir l'articulation comme point de départ, le système nerveux comme intermédiaire, le muscle comme aboutissant, on a une lésion centrale primitive due au processus rhumatismal lui-même et c'est cette lésion qui va causer à la fois les arthrites et les atrophies (ou encore les paralysies, etc.). Arthrites et troubles musculaires au lieu d'être consécutifs sont des phénomènes concomitants et de même origine.

Cette théorie de la méningo-myélite primitive est soutenable dans certains cas, par exemple dans les observations de Hayem et Parmentier, Spillmann et Hausalter, Jacquet, Jeanselme, Chauffard, Launois,

Souplet[1]. Elle a aussi pour elle les cas d'atrophies chez des blennorragiens, sans aucun trouble articulaire (Souplet). Le gonocoque crée alors des lésions médullaires, ou même de simples troubles fonctionnels (Limasset), sans l'intermédiaire d'arthrites.

Elle a contre elle les expériences de Raymond, Hoffa, etc., dans lesquelles l'atrophie consécutive aux lésions articulaires ne se produit pas si on sectionne les racines postérieures de la moelle qui concourent à la réflectivité. On peut lui objecter encore que, chez bien des rhumatisants chroniques ayant présenté des atrophies musculaires étendues, on ne trouve à l'autopsie aucune lésion médullaire macroscopique ou microscopique.

Que conclure de tout cela? Comme la plupart des auteurs, on peut dire que les atrophies sont d'origine articulaire. L'hypothèse d'une méningo-myélite primitive ne semble pouvoir être discutée que dans les cas de polyarthrite subaiguë (comme on en voit dans la blennorragie surtout) avec atrophie rapide, paralysies, troubles des réservoirs, etc.

Nous avons envisagé jusqu'ici les théories expliquant l'atrophie et les paralysies d'origine articulaire; la *pathogénie des contractures* a soulevé des discussions à peu près analogues.

On a dit qu'elles n'étaient qu'apparentes et dues en réalité à *l'atrophie des muscles antagonistes*.

Pour d'autres, elles sont dues à une véritable *myo-*

[1] Où les atrophies et les paralysies apparaissent si rapidement qu'on hésite à les mettre sur le compte des arthrites.

site rhumatismale, théorie analogue à celle qui avait été soutenue à propos des atrophies.

Actuellement, ces explications pathogéniques n'ont plus cours et seules les deux suivantes ont gardé faveur :

1° Pour les uns, les contractures sont *intentionnelles* ou instinctives, c'est un véritable état de « vigilance musculaire » ayant pour but d'immobiliser les jointures malades et d'éviter ainsi la souffrance des mouvements. Ce qui le prouve, c'est que l'intensité des contractures est souvent proportionnelle à celle des douleurs : dans les spondyloses, la raideur varie parallèlement à la rachialgie et quand celle-ci a disparu, la colonne reprend sa souplesse.

2° Pour Hunter et surtout pour Charcot, les contractures sont *d'origine articulaire* et relèvent d'un mécanisme exactement superposable à celui des atrophies. Les impressions parties des articulations douloureuses arrivent aux centres médullaires, ceux-ci réagissent et, par voie centrifuge, déterminent la contracture des muscles moteurs des jointures malades. Les fléchisseurs prédominant sur les extenseurs, il en résulte qu'à la longue les contractures l'emportent dans le sens de la flexion.

Cette théorie réflexe, soutenue également par Hilton, chirurgien du Guy's Hospital, est admise actuellement. Elle a été confirmée expérimentalement par Raymond.

Pour Charcot, les contractures ne sont donc pas intentionnelles, et ce qui le prouve, c'est que les malades luttent contre elles. Le fait est patent dans les polyarthrites déformantes ; de même, dans la coxalgie, il faut souvent, pour atténuer les douleurs, s'opposer aux contractures en déterminant l'extension forcée. D'autre part, pendant le sommeil, les contractures s'exagèrent et s'atténuent dans l'état de veille alors que le malade peut lutter contre elles (Masse).

En résumé, les atrophies et les contractures ont une même origine, une même pathogénie. Ce sont deux phénomènes de même nature, et nous verrons que cette parenté se retrouve à propos de la réalisation de l'impotence.

III. — MÉCANISME DE L'IMPOTENCE PAR TROUBLES MUSCULAIRES FONCTIONNELS

Les paralysies, l'atrophie, les contractures pourront réaliser chacune à leur façon l'impotence fonctionnelle des membres ou de la colonne vertébrale.

1° Paralysies. — Elles provoquent dans le rhumatisme chronique l'impotence par le même mécanisme que dans une affection nerveuse quelconque, et il est inutile d'insister sur ce point. Les paralysies n'existent d'ailleurs guère, comme nous l'avons vu, en temps que phénomène isolé ; elles coexistent avec les atrophies et leur étude trouvera place plus loin.

2° Atrophie. — Elle cause l'impotence en provoquant une *diminution de la force musculaire* proportionnelle au degré de l'atrophie. Cette diminution est, en général, facilement appréciable par les moyens cliniques habituels ; elle peut être exactement mesurée par le dynamomètre.

Outre leur faiblesse, les muscles atrophiés présentent des mouvements lents et pénibles, ce qui, dans les cas extrêmes, cause une réelle limitation de la motilité articulaire (obs. XXVII).

De tout ceci résulte une impotence de la fonction statique et de la fonction motrice des membres sur laquelle il est inutile d'insister longuement. Nous dirons seulement que cette impotence est très variable comme intensité et qu'à ce point de vue il y a deux grands types cliniques.

a) Dans la moyenne des cas, *l'atrophie est peu marquée* (obs. V, VI *bis*, IX, XI). Elle n'est qu'un phénomène de second plan, un trouble accessoire qui s'ajoute à ceux que causent les lésions articulaires. L'arthrite, par elle-même, limite les mouvements, l'atrophie vient augmenter cette limitation et contribue pour une part restreinte à la production de l'impotence.

b) Dans d'autres cas, au contraire, chez les vieux rhumatisants ou dans ces polyarthrites (blennorragiques le plus souvent) étendues que nous avons signalées, *l'atrophie domine la scène* (obs. VI, XXII), les arthrites passent au second plan, les malades ressemblent à des médullaires plus qu'à des rhumatisants. L'impotence est alors extrême, la faiblesse musculaire est intense, l'abolition presque complète des mouvements peut faire croire à première vue que le malade est paralysé. Tout travail est impossible, et souvent même le séjour au lit est obligatoire, la station debout et la marche n'étant plus permises.

3° Contractures. — Les contractures provoquent l'impotence par un double mécanisme :

1° En limitant la motilité articulaire ;

2° En produisant des déviations segmentaires.

Dans le premier cas, les troubles causés sont faciles à concevoir ; les contractures immobilisent les articulations, provoquent de la raideur, d'où gêne des mouvements des doigts, gêne de la marche, etc. Un exemple typique de cette impotence est fourni par la spondylose rhumatismale pseudo-névralgique. Cette affection provoque toujours une contracture marquée des muscles vertébraux d'où raideur prononcée du rachis. Dans les formes cervicales, les mouvements de la tête sont abolis ; dans les formes dorso-lombaires, le tronc ne peut plus être incliné en avant ou latéralement. Si la forme est généralisée, le malade devient raide, soudé, empalé. La raideur est en général si marquée que l'on ne saurait dire si l'on a affaire à une ankylose vertébrale ou à de simples contractures ; l'immobilisation est égale dans les deux cas et l'on est obligé d'attendre l'évolution de la maladie pour être fixé. C'est plus tard, en voyant le rachis reprendre sa souplesse, que l'on fera le diagnostic de la cause de son immobilisation ; s'il s'était agi d'une ankylose, la rigidité serait restée définitive.

Dans les torticolis, ou dans les lumbagos articulaires, la gêne des mouvements, la raideur, est due en grande partie aux contractures réflexes des muscles du cou ou des muscles lombaires.

Les contractures, avons-nous vu, créent l'impotence d'une autre façon : en réalisant des *déviations segmen-*

taires. On peut même dire que ce sont les contractures qui représentent la grande cause des déviations articulaires du rhumatisme chronique (obs. V, VI, flexion des genoux; obs. I, IV, VII, X, flexion des coudes).

Pour Bonnet, les causes qui portent les malades à adopter telle ou telle position, à mettre les extrémités articulaires dans certains rapports sont :

1° Les effets physiques produits par l'accumulation des liquides dans les cavités synoviales. C'est généralement dans la demi-flexion que la capacité articulaire est la plus grande, aussi dans les épanchements articulaires le malade met sa jointure en demi-flexion pour diminuer autant que possible la pression;

2° Le poids des membres et la pression exercée sur eux par les corps environnants;

3° La nécessité pour les malades de choisir une position dans laquelle les articulations atteintes soient aussi fixes que possible;

4° Les contractures actives ou passives des muscles.

Trastour admet les quatre mêmes causes. Besnier y ajoute :

L'atrophie musculaire.

La phlegmasie chronique atrophique et indurée des tissus fibreux et conjonctifs sous-cutanés.

Charcot, reprenant les études de Bonnet, en a fait la critique. Pour lui, l'accumulation de liquide dans la synoviale peut donner plus de mobilité aux jointures et favoriser leur déviation; mais c'est toujours là une cause secondaire des déformations du rhumatisme chronique. D'ailleurs, parmi les jointures qui se dévient, toutes n'ont pas présenté d'hydarthrose.

Le poids des membres et les pressions qu'ils subissent ont également un rôle accessoire.

Quant à la nécessité pour les malades de choisir une position de repos et de fixité des articulations atteintes, Charcot la réfute également. Pour lui, cette « action providentielle » (Beau) ou « instinctive » (Trastour) n'existe pas ; on ne peut admettre que les attitudes violentes, forcées, contradictoires, du rhumatisme déformant soient instinctives, on voit au contraire que les malades, loin de les rechercher, luttent contre les contractions spasmodiques, contre les crampes qui les produisent.

Le facteur primordial des déviations articulaires du rhumatisme chronique reste donc pour Charcot les contractures musculaires; ce sont elles qui causent toutes les attitudes pathologiques. Teissier et Roque sont du même avis : « Les déviations du rhumatisme chronique sont des déviations d'ensemble qu'on retrouve toujours avec le même type que la jointure intermédiaire soit ou ne soit pas affectée, et dans ce dernier cas, quand il y a déviation totale de la main, alors qu'un ou plusieurs doigts gardent leurs articulations normales, on est bien forcé d'invoquer la contracture musculaire. » Potain, également partisan de la même théorie, a recherché comment se produisait la déviation des doigts dans les divers types de flexion, d'extension, d'inclinaison latérale, décrits par Charcot. Il a bien décrit dans quel sens se faisait la déviation suivant que ce sont les interosseux ou bien les muscles fléchisseurs ou extenseurs qui arrivent à prédominer; son article (*Semaine médicale*, 1896) serait à citer en entier.

Si les contractures sont la cause des déviations, pour Charcot, Croq, Potain, Barjon, etc., ce sont également elles qui provoquent les déformations du rhumatisme noueux. Les contractures précèdent les déformations osseuses et en sont la véritable cause; ce fait est prouvé par la radiographie (obs. VI) et par les nécropsies qui montrent que, dans les cas pas trop anciens, les déviations précèdent l'apparition des lésions osseuses qui sont la conséquence et non la cause des lésions articulaires. Un fait prouve encore que les contractures sont bien la cause des déformations et des déviations du rhumatisme chronique, c'est que dans les affections où existe de la rigidité musculaire seule, sans lésions d'arthrite (hémiplégie spasmodique infantile, maladie de Parkinson, etc.), on trouve des déformations et des déviations articulaires analogues à celles du rhumatisme.

L'impotence résultant des déviations par contractures compromettra la double fonction motrice et statique des membres (obs. V, VI, IX) et nous ne répéterons pas ce que nous avons dit à propos des déviations par ankylose.

Au point de vue clinique on pourra observer tous les degrés entre le malade, qui, atteint d'une arthrite du genou, a sa jambe fléchie par contracture des muscles de la cuisse, et ces vieux rhumatisants à la phase myélopathique qui présentent des rétractions musculo-tendineuses énormes généralisées, de véritables griffes, et dont les membres sont continuellement affectés de crispations et de crampes douloureuses (obs. VI).

L'impotence suit une évolution parallèle à celle des crampes qui lui donnent naissance. Au début elle est donc passagère, transitoire, plus tard elle devient permanente. Un malade de Virchaux (obs. II) dit « qu'il sentait et voyait ses doigts se dévier ; au début il pouvait les redresser. La nuit les déformations se reproduisaient et au matin il avait beaucoup de peine à remettre ses doigts en bonne position. Mais, après un certain temps, cette manœuvre ne réussit plus, les doigts refusèrent de s'étendre et prirent une position vicieuse définitive ». Donc, fait très important au point de vue du pronostic et de la thérapeutique, au début on peut combattre les contractures et les déviations, plus tard on ne le peut plus ; aux contractures font suite les rétractions musculaires, les dimensions des muscles s'adaptent à la longue à celle des espaces qui les renferment et l'on sera obligé de les sectionner pour redresser la jointure déviée. Souvent même les parties molles (aponévroses, tissu cellulaire, etc.) vont s'adapter à la nouvelle direction des segments articulaires, elles vont se scléroser, se rétracter (rétraction fibro-tendineuse de Charcot). Les déviations sont dès lors fixées et deviennent justiciables d'un traitement chirurgical.

4° Association des différents troubles musculaires. — Nous venons d'étudier l'impotence créée par chaque trouble musculaire pris isolément ; mais dans la réalité ces divers troubles s'associent, aggravant ainsi les désordres fonctionnels.

C'est ainsi que, souvent, les contractures prédominantes sur les fléchisseurs, et l'atrophie prédominante sur les extenseurs s'associent sur le même membre (obs. VI); cette association va favoriser au plus haut point les déviations segmentaires qui se feront en flexion. Duchenne de Boulogne, a montré par ses expériences électro-physiologiques que la situation des membres s'établit par l'équilibre exact des fléchisseurs et des extenseurs. Ici, les déviations seront d'autant plus favorisées qu'il y aura antagonisme entre ces deux groupes musculaires.

L'association des contractures et des atrophies favorisera encore au plus haut point la production des luxations ou subluxations d'où nouvelle source d'impotence. Nous avons vu au chapitre précédent qu'il y avait des luxations de cause articulaire, de même il y en a de cause musculaire; et quand ces deux éléments muscle et articulation sont atteints, comme c'est le cas dans les troubles musculaires par arthrite, toutes les conditions sont remplies pour que la jointure se luxe. Notre observation VI en est un bel exemple.

De même qu'on peut voir l'association atrophie-contracture, de même on peut avoir l'association atrophie–paralysie mais beaucoup plus rarement. Ce ne seront plus alors les déviations qui domineront, mais la faiblesse musculaire, l'abolition des mouvements, la flaccidité des membres.

IV. — ÉLÉMENTS DE GRAVITÉ DES TROUBLES MUSCULAIRES FONCTIONNELS

L'impotence par troubles musculaires (nous ne parlons évidemment que des troubles par arthrite) est proportionnelle au degré et à l'étendue des paralysies, des contractures ou des atrophies. Elle est aggravée par leur association, par leur ancienneté, etc.

Il faut se demander maintenant dans quelle mesure l'intensité des troubles musculaires est en rapport avec les lésions articulaires.

1° Lésions articulaires. — Leur gravité dépend-elle de la gravité de l'arthrite ? Nous avons vu qu'il n'en était rien, et notre observation VI confirme cette opinion. Dépend-elle de la localisation de l'arthrite ? Non plus. La lésion d'une petite jointure peut donner des troubles musculaires aussi étendus que la lésion d'un genou, d'une hanche, etc.

Faut-il invoquer alors la nature de l'arthrite ? Ici l'on peut répondre que ce sont les rhumatismes à type déformant qui donnent les troubles musculaires les plus accusés, peut-être en raison de l'origine nerveuse possible des lésions articulaires. A signaler encore la grosse atrophie des hydarthroses et des arthrites ankylosantes.

Le nombre des jointures malades a-t-il une influence sur la gravité des atrophies ou des contractures ? Nous avons vu que, toutes choses égales, celles-ci étaient plus marquées dans les polyarthrites que dans les monoarthrites. Cependant, il faut se souvenir que l'inverse peut se voir parfois et qu'une monoarthrite peut causer l'atrophie de tout un membre (obs. XXVII).

D'autres facteurs sont encore à envisager pour fixer le pronostic des troubles musculaires.

2° Etiologie du rhumatisme. — L'étiologie du rhumatisme intervient-elle et faut-il tenir compte de l'origine infectieuse, toxique, etc., des arthrites? D'après nos observations, cela est peu vraisemblable et les troubles musculaires semblent liés à l'existence de l'arthrite plutôt qu'à la cause de l'arthrite. A signaler seulement que les polyarthrites déformantes à évolution rapide provoquent des contractures plus intenses et plus douloureuses que les formes à évolution lente.

3° Age. — L'influence de l'âge semble avoir peu d'importance.

Vanuxem, Ollivier, ont cependant signalé que, dans le rhumatisme blennorragique infantile, l'atrophie est très rapide, plus peut-être que chez l'adulte. Par contre, elle guérit toujours et l'on n'a jamais signalé sa persistance après la disparition de l'arthrite. Il n'y aurait pas d'atrophie dans l'arthrite blennorragique du nourrisson (Yantchuleff).

De tout ceci, il faut retenir qu'il n'y a pas toujours parallélisme exact de gravité ou d'évolution entre les troubles musculaires et les lésions articulaires. Entre ces deux termes existe l'influence du système nerveux, encore assez peu connue. Au point de vue pratique, il faudra être réservé dans le pronostic et se souvenir que des arthrites légères peuvent guérir en laissant après elles une impotence uniquement musculaire souvent fort durable. Le meilleur signe de guérison d'une arthrite, quoi qu'en ait dit Hunter, n'est pas toujours le retour dans le fonctionnement des muscles.

CHAPITRE IV

L'IMPOTENCE PAR LÉSIONS DES TISSUS FIBREUX

Il semblerait qu'après avoir étudié les impotences dues aux lésions de l'articulation, centre des mouvements, celles dues aux muscles, « moteur » de l'articulation, nous ayions passé en revue toutes les causes d'amoindrissement fonctionnel des membres dans les affections rhumatismales chroniques. Cependant il n'en est rien; malgré l'intégrité des jointures et de leur appareil moteur, il est des malades qui présentent une impotence considérable. A quoi cela tient-il ?

Puisqu'on ne peut incriminer ni les os, ni les articulations, ni les muscles, il faut se tourner vers les tissus de revêtement du membre : *aponévroses*, *tissu cellulaire* et *peau*. Sont-ils atteints par le rhumatisme chronique ? La clinique permet de répondre affirmativement, et si les lésions cutanées, bien que fréquentes dans le rhumatisme chronique, n'occasionnent que peu d'impotence, il n'en est pas de même pour celles des aponévroses et du tissu cellulaire. Ces deux éléments anatomiques peuvent être touchés dans les formes primitive, infectieuse, toxique, du processus rhumatismal. Leur atteinte se manifeste au début par une phase d'inflammation avec épaississement ; plus tard, il y a une phase secondaire de sclérose, de rétraction fibreuse avec toutes ses conséquences : pseudo-ankyloses, déviations segmentaires, etc. L'impotence que nous décrivons dans ce chapitre est donc celle due au rhumatisme chronique des tissus fibreux et aponévrotiques.

Cette localisation n'implique pas forcément d'ailleurs une absence de déterminations articulaires. Si le rhumatisme fibreux peut être primitif, souvent il est consécutif à des arthrites, et, dans ce cas, il est bien des fois éclipsé par les désordres graves des jointures ; il passe alors au second plan, son rôle dans la genèse de l'impotence n'est qu'accessoire comparé à celui des lésions articulaires.

Ces cas trop peu typiques ne nous retiendront pas ; nous ne décrirons ici que les lésions fibreuses primitives ou secondaires à des arthrites légères, éphémères, dans lesquelles le rhumatisme n'a fait que lécher l'articulation pour frapper avec toute son intensité les tissus fibreux voisins. C'est le rhumatisme chronique fibreux de Jaccoud, Besnier, Menjaud, Vidal, etc.

A. — ETUDE ANATOMO-CLINIQUE DU RHUMATISME FIBREUX

I. — FORME GÉNÉRALISÉE

C'est la forme que Jaccoud a décrite avec tant de maîtrise dans ses Cliniques. Secondaire, elle survient après plusieurs poussées d'arthrites aiguës ou subaiguës. Tandis que les premières poussées disparaissent sans laisser de traces, l'une d'elles, la quatrième ou la cinquième, par exemple, traîne en longueur, et, pendant qu'elle évolue, on voit apparaître au niveau des mains, des pieds, des déformations caractéristiques. Aux mains, les doigts se fléchissent dans la paume et se dévient vers le bord cubital, le pouce restant en général indemne. Le poignet s'immobilise en flexion et se subluxe plus ou moins sur l'avant-bras. Aux pieds, on observe la flexion progressive des orteils et leur déviation en dehors.

A première vue, ces lésions rappellent en tous points la polyarthrite déformante ; mais un examen précis montre que les déformations et les déviations ne sont pas d'origine osseuse et que les extrémités articulaires ont gardé leur conformation et leur volume normaux. Elles sont dues à des rétractions fibro-aponévrotiques multiples. D'ailleurs, les lésions ne restent pas toujours limitées aux extrémités : les grandes articulations des membres peuvent à leur tour se dévier, s'immobiliser, d'où impotence encore plus considérable et parfois définitive.

II. FORMES LOCALISÉES

1° Périarthrites. — Le rhumatisme chronique fibreux ne simule pas seulement la polyarthrite déformante ; s'il se localise au voisinage d'une seule jointure, il peut prendre le masque de la monoarthrite du même genre.

Il peut provoquer des périarthrites du genou, de la hanche, etc., mais ce sont celles de l'épaule qui sont les plus typiques et que nous prendrons comme exemple.

La périarthrite scapulo-humérale (Jarjavay, Duplay, Desplats) est caractérisée par trois symptômes : les douleurs, l'atrophie musculaire et la gêne fonctionnelle.

Les douleurs, réveillées par les mouvements, siègent au-dessous de l'acromion, ainsi qu'au niveau des attaches du deltoïde et du biceps.

L'atrophie est surtout marquée au niveau du deltoïde, parfois complètement fondu, mais peut porter aussi sur les épineux et même sur les pectoraux.

Quant à la gêne fonctionnelle elle est surtout caractérisée par la limitation soit active, soit passive, de l'abduction. Les autres mouvements : flexion, rotation, circumduction sont aussi limités. Le malade a toujours beaucoup de peine à porter la main à la partie postéro-inférieure du tronc, par une rotation interne du bras.

A part les réserves pathogéniques que nous avons faites (chap. Ier) « cette gêne fonctionnelle tient essentiellement, le symptôme douleur étant négligé, à la formation de brides cicatricielles fibreuses et résistantes qui unissent la tête humérale et la face externe de la capsule à la voûte acromio-coracoïdienne et à la face profonde du deltoïde ; la bourse séreuse sous-deltoïdienne a complètement disparu » (autopsie du malade de Duplay). Ainsi, les tractus fibreux qui doublent la capsule articulaire, immobilisent l'épaule, comme pourrait le faire une arthrite chronique.

2° Rétraction de l'aponévrose palmaire. — Nous ne ferons pas une description détaillée de cette affection bien connue (Dupuytren, Goyrand d'Aix, Menjaud). Rappelons seulement qu'elle débute par une flexion progressive des deux derniers doigts sur la paume; les autres doigts se prennent ensuite, réalisant une flexion, une griffe irréductible (voir obs. II). L'aponévrose n'est d'ailleurs pas seule atteinte: la peau, le tissu cellulaire sous-cutané peuvent être sclérosés et parfois fusionnés en un seul bloc fibreux. Quand ces lésions des plans superficiels prédominent, on a affaire à la *forme cutanée* de la maladie de Dupuytren (Strang contractur d'Eulenburg). Chez d'autres malades, surtout dans les cas anciens, les articulations peuvent être touchées, et Gangolphe a décrit la *forme articulaire*. Par contre, les tendons fléchisseurs et leur gaine restent en général indemnes. Ces lésions montrent que l'affection qui nous occupe est une sclérose plus ou moins diffuse de tous les tissus fibreux de la main et non seulement de l'aponévrose. Si celle-ci « a tiré à elle toute la couverture » (de Bovis) c'est par un abus de langage. « Depuis le derme de la peau, dit Richet, jusqu'aux ligaments latéraux des articulations, tous les tissus qui ont pour base la fibre albuginée sont indurés, épaissis, raccourcis. Enfin, les articulations présentent assez souvent des lésions d'arthrite sèche, preuve que la rétraction relève d'une influence diathésique ». Ce caractère diffus de la sclérose montre que la maladie de Dupuytren n'est pas une affection à part, mais bien une localisation d'un processus général : le rhumatisme fibreux.

3° Rétraction de l'aponévrose plantaire. — Cette affection, étudiée par Gerdy, Jaccoud, Ledderhose, débute par une période d'inflammation aponévrotique pure, sans déformations. C'est le stade d'*aponeurite* (de Bovis), d'*aponévrite* (Chalier) ou de *fasciite* (Ledderhose) qui se traduit seulement par des douleurs plantaires et de la gêne de la marche. L'affection, limitée à ce stade, peut guérir sans laisser de traces, mais généralement elle passe à la phase suivante caractérisée par des déformations qui surviennent peu à peu. Ces déformations, dues à la rétraction fibreuse, se manifestent essentiellement par un pied creux avec flexion des orteils, le tout accompagné d'un certain degré de varus.

Au point de vue anatomique, l'aponévrose épaissie forme une bride scléreuse sur le bord interne du pied. Comme pour la maladie de Dupuytren, on peut observer des formes avec sclérose de la peau et arthrites du pied d'où trois types : *aponévrotique pur*, *cutanéo-aponévrotique*, *arthro-cutanéo-aponévrotique*, ne correspondant d'ailleurs souvent qu'à des stades successifs de l'affection.

4° Camptodactylie. — Poncet et ses élèves regardent la camptodactylie comme une localisation du rhumatisme tuberculeux sur le surtout fibreux périarticulaire des articulations métacarpo-phalangiennes et phalango-phalanginiennes dont il amène la la sclérose.

Telles sont les formes les plus fréquentes du rhumatisme fibreux (nous n'avons signalé que celles qui causent de l'impotence); mais, nous le répétons, ce ne sont là que des tableaux cliniques distraits d'un processus général qui est la localisation du rhumatisme chronique sur le tissu fibreux de l'économie. Ces types, d'allure nette, se prêtent à la description, mais ils ne représentent que certains aspects d'un fait pathologique d'ensemble dont nous allons voir maintenant l'évolution et les conséquences.

Nous serons bref sur l'évolution du rhumatisme fibreux. Comme nous l'avons déjà signalé, elle se fait en deux phases : une première d'*inflammation simple*, de *fasciite*, se traduisant uniquement par des douleurs que nous avons étudiées au chapitre 1er. Cette phase peut guérir sans laisser de traces ou bien évoluer vers un deuxième stade de *rétractions*, de *déviations*, de *déformations*. C'est celui-ci qui cause réellement de l'impotence, qui crée des lésions souvent définitives, faisant des malades de véritables infirmes. C'est lui que nous aurons surtout en vue dans les pages suivantes.

B. — MÉCANISME DE L'IMPOTENCE PAR RHUMATISME FIBREUX

Le rhumatisme fibreux ne cause pas l'impotence par un mécanisme spécial ; si, de par sa localisation, il a une allure un peu particulière, son aboutissant ne le distingue en rien d'une arthrite ou d'un trouble musculaire : il provoquera des troubles fonctionnels analogues comme aspect et comme pathogénie.

L'impotence qu'il réalise reconnaît deux grands

mécanismes : les *déviations segmentaires* et la *limitation des mouvements.*

1° Les déviations segmentaires du rhumatisme fibreux s'observent journellement en clinique. Il s'agit tantôt de *déviations segmentaires simples*, tantôt de véritables *luxations* qui reconnaissent la même origine et ne peuvent en être séparées.

Nous avons longuement insisté, au chapitre précédent, sur la cause des déviations segmentaires. Nous avons vu la part des contractures, celle des lésions articulaires, c'est ici le lieu de dire que souvent aussi elles sont dues à la rétraction des tissus fibreux. Pour Vidal, ce serait même là leur principale cause, les divers facteurs invoqués par Bonnet, Trastour, etc., auraient peu d'importance comparés aux rétractions fibro-aponévrotiques permanentes qui, d'ailleurs, sont souvent consécutives à des lésions articulaires (théorie des ankyloses et des rétractions successives).

L'impotence affectera deux grand types :

a) Le premier répond aux *lésions fibreuses localisées.* Il se verra dans la rétraction de l'aponévrose palmaire où les doigts hyperfléchis dans la paume interdisent tout travail (voir notre obs. II). Dans la rétraction de l'aponévrose plantaire, c'est la marche et même la station debout qui seront gênées par suite de la flexion des orteils, du pied creux, du varus.

b) Le deuxième type, qui correspond au *rhumatisme fibreux généralisé*, cause une impotence beaucoup plus considérable qui rappelle de près celle de la polyarthrite déformanfe. Jaccoud a merveilleusement décrit cette impotence et sa clinique est à lire en entier. Après avoir décrit les déviations et les luxations, il fait comprendre clairement leur mécanisme : « Au coude, la flexion anormale et invincible qui empêche l'extension complète de l'avant-bras ne résulte ni d'un déplacement, ni d'une altération quelconque du squelette; elle a pour cause unique l'épaississement et la rétraction de l'expansion aponévrotique du biceps. »

Ailleurs il écrit :

« Le malade ne peut plus modifier la situation vicieuse de ses doigts et de ses orteils : cela n'a rien de surprenant, puisque cette situation est l'effet de la luxation des os; mais nous ne pouvons pas davantage réduire ces déplacements et il devient très important de déterminer exactement la condition qui s'oppose à la réduction. Or, l'obstacle réside entièrement dans les brides fibreuses qui se tendent sous la peau et la soulèvent lorsqu'on exerce une traction sur les os ; le peu d'extensibilité de ces cordons nous permet de commencer la réduction, mais dès que les deux os ont glissé l'un sur l'autre d'une quantité infiniment petite, la limite de cette extensibilité est atteinte, et la saillie des brides fibreuses étant alors au maximum, on voit clairement qu'elles sont le seul obstacle à la réduction. Il est facile de constater que ces cordons fibreux qui retiennent les os dans leur position anormale ne sont pas les tendons des muscles ; la saillie que déterminent les tentatives de réduction ne correspond pas aux tendons fléchisseurs, elle est sur les côtés : en fait, ces brides sont formées par l'aponévrose palmaire, dont les bandelettes et les prolongements terminaux sont épaissis et rétractés, et par des brides de formation nouvelle dans le tissu cellulo-fibreux qui joint la peau à l'aponévrose et aux gaines tendineuses des doigts. » « Quel que soit l'âge de ces lésions, il est bien certain qu'aujourd'hui ce sont ces tissus fibreux modifiés qui retiennent les phalanges dans leur situation vicieuse et produisent les déformations que nous avons étudiées. »

« L'examen des pieds donne les mêmes résultats : pas de lésions osseuses, mais des déplacements articulaires que des brides fibreuses, épaisses et rigides, nous empêchent de réduire. » Plus loin, Jaccoud ajoute encore : « Chez ce malade, les altérations ostéo-articulaires manquent totalement, les tissus fibreux sont, en revanche, le siège de lésions manifestes, et les modifications de ces tissus, après avoir concouru puissamment, sinon exclusivement, à la production des luxations, maintiennent aujourd'hui les os irréductibles dans leur position vicieuse. »

En résumé, le rhumatisme fibreux provoque des déviations segmentaires et des luxations, causant ainsi l'impotence des membres à l'état statique et à l'état de mouvement, d'une façon analogue à celle que nous avons signalée aux chapitres antérieurs.

2° La limitation des mouvements est très fréquente dans les lésions fibreuses. Elle est due, en général, à des *périarthrites*, et, dans ce cas, l'impotence réalisée rappelle de près celle d'une arthrite. On a, en effet, à faire à une pseudo-ankylose qui limite ou abolit la motilité articulaire à la façon d'une ankylose véritable. La confusion peut d'ailleurs se faire entre les deux et pour trancher le diagnostic, on doit souvent avoir recours à la radiographie.

L'impotence des périarthrites variera, comme pour une arthrite, suivant la position d'immobilisation de l'article frappé, en flexion ou en extension.

Ajoutons, pour terminer, que les deux grands mécanismes de l'impotence par rhumatisme fibreux se combinent souvent l'un à l'autre. On peut voir une jointure se dévier par rétraction aponévrotique et s'immobiliser secondairement par périarthrite ; l'inverse est également vrai : une lésion fibreuse périarticulaire primitive peut être le point de départ de rétractions tendineuses et aponévrotiques ultérieures.

C. — ÉLÉMENTS DE GRAVITÉ DE L'IMPOTENCE PAR RHUMATISME FIBREUX

1° Lésions locales. — Les lésions locales sont tout d'abord à considérer ; il est bien évident que les troubles fonctionnels sont proportionnels à leur gravité et à leur étendue. Dans la rétraction de l'aponévrose palmaire, l'impotence augmentera avec le degré de flexion des doigts ; quand celle-ci atteindra l'angle aigu, tout travail deviendra impossible.

Il faudra encore tenir compte de la *complexité des lésions*. Si nous gardons notre exemple de la rétraction de l'aponévrose palmaire, nous voyons que l'impotence est d'un pronostic bien moins grave dans les cas où, seule, l'aponévrose est atteinte, que dans les cas où existent en plus des lésions cutanées et des lésions articulaires. Dans ceux-ci, le traitement sera plus complexe et l'on aura souvent des récidives.

L'ancienneté du rhumatisme fibreux doit aussi entrer en ligne de compte dans le pronostic de l'impotence. Les lésions récentes sont encore malléables, le traitement a prise sur elle, tandis que les vieilles rétractions scléreuses sont définitives et justiciables de la chirurgie.

2° Etiologie du rhumatisme. — L'étendue, la complexité, l'évolution des lésions fibreuses sont-elles en rapport avec l'étiologie du processus rhumatismal qui leur a donné naissance? Toutes les formes du rhumatisme chronique peuvent donner des localisations sur le tissu fibreux, autrement dit le rhumatisme fibreux n'a pas une pathogénie particulière et n'est individualisé que par le siège anatomique de ses lésions. Ce sont cependant les rhumatismes infectieux qui sont le plus souvent en cause; il s'agit souvent du rhumatisme franc comme dans le cas classique de Jaccoud, comme dans certaines rétractions de l'aponévrose palmaire (Guérin), (obs. II). Le rhumatisme tuberculeux, comme l'ont montré Poncet et ses élèves, a également une prédilection marquée pour les tissus fibreux et aponévrotiques. La plupart des cas de maladie de Dupuytren peuvent être rapportés à l'infection tuberculeuse, et Chalier et Solle ont montré qu'il en était de même pour la rétraction de l'aponévrose plantaire. La blennorragie aime également les fascias et les aponévroses; nous l'avons déjà signalé.

En présence d'une des infections ci-dessus, il faudra donc prévoir des localisations fibreuses souvent rebelles ; mais il faudra aussi tenir compte du terrain : les arthritiques font facilement de la sclérose et, chez eux, les auto-intoxications si fréquentes amèneront volontiers du rhumatisme fibreux. MM. Teissier et Roque ne rangent-ils pas la rétraction de l'aponévrose palmaire dans les manifestations du rhumatisme goutteux ?

CHAPITRE V

RAPPORTS DES DIVERSES CAUSES D'IMPOTENCE ENTRE ELLES

Nous avons reconnu dans les affections rhumatismales chroniques quatre grandes causes d'impotence : la *douleur*, les *lésions articulaires*, les *troubles musculaires*, les *lésions des tissus fibreux;* mais ces diverses causes d'impotence sont-elles nettement distinctes les unes des autres? Il n'en est rien; la clinique montre, au contraire, qu'elles ont entre elles de nombreux rapports, qu'elles s'associent souvent. Après en avoir fait l'analyse, nous devons donc en faire la synthèse.

Notre étude visera trois faits : 1° *Les diverses causes d'impotence sont identiques dans leurs effets;* 2° *Le mode d'association des diverses causes d'impotence;* 3° *Les conséquences de cette association.*

A. — LES DIVERSES CAUSES D'IMPOTENCE SONT IDENTIQUES DANS LEURS EFFETS

Un premier fait à retenir est que les diverses causes d'impotence prises isolément peuvent amener des résultats analogues. Autrement dit, toutes peuvent réaliser des types d'impotence absolument identiques. Cela n'a rien de surprenant, puisque nous avons vu que les divers mécanismes, par lesquels est créée l'impotence, n'appartiennent pas en propre à telle ou telle cause, mais sont communs aux arthrites, aux lésions fibreuses, etc. Prenons un exemple : les deux mécanismes les plus fréquents de l'impotence par rhumatisme chronique sont la limitation des mouvements et les déviations segmentaires. Or, la limitation des mouvements peut être due à la douleur, à une arthrite, soit encore à des contractures musculaires ou à des lésions fibreuses; de même, les déviations peuvent être causées par des désordres articulaires, des contractures musculaires ou des rétractions aponévrotiques. Rien d'étonnant, dès lors, à ce que les diverses causes d'impotence. agissant isolément, réalisent des tableaux cliniques analogues; c'est ce qui se passe en réalité. La *douleur* peut immobiliser un membre comme le ferait une paralysie (trouble musculaire) et l'on a parfois à faire le diagnostic entre les deux, dans certains rhumatismes chroniques; il faut se souvenir que, dans la paralysie, toute contraction musculaire est impossible, alors que dans la douleur le malade peut encore faire durcir ses muscles, sans aller jusqu'à leur faire exécuter un mouvement douloureux.

Ailleurs, des *contractures* (trouble musculaire) immobiliseront une jointure, comme le ferait une ankylose (lésion articulaire). Nous avons déjà cité l'exemple typique de la spondylose pseudo-névralgique, où le diagnostic, entre ces deux causes d'impotence, n'est possible que par la radiographie et souvent même par l'évolution ultérieure.

Enfin, faut-il rappeler que le rhumatisme fibreux peut donner des immobilisations par périarthrites, absolument analogues à celles d'une ankylose vraie?

Si nous prenons les déviations segmentaires, il est souvent difficile de dire si elles sont le fait du rhumatisme fibreux ou de contractures musculaires. Il suffit, pour s'en convaincre, de lire avec quel soin Jaccoud cherche à distinguer ces deux causes de déviations.

Ces divers exemples montrent bien que les différentes causes d'impotence peuvent aboutir à des résultats absolument identiques et qu'en présence d'un malade, il faut souvent un examen des plus précis pour déterminer l'origine exacte, musculaire, articulaire, etc., de ses troubles statiques ou moteurs.

B. — MODE D'ASSOCIATION DES DIVERSES CAUSES D'IMPOTENCE

Chacune des quatre grandes causes d'impotence peut exister à l'état isolé et réaliser à elle seule une perturbation dans le fonctionnement d'un membre.

Il peut y avoir impotence par douleur seule (obs. XII *bis)* (comme dans une arthralgie, une névralgie, etc.), par trouble musculaire seul, par lésion fibreuse isolée (comme dans une rétraction de l'aponévrose palmaire) (obs. II). Ce sont des *impotences de cause unique*.

Mais le plus souvent les causes se combinent; voici comment :

La douleur, tout d'abord, peut s'associer aux trois autres causes d'impotence ; ici elle accompagne une lésion articulaire ; ailleurs une myosite ou bien encore une périarthrite.

Les troubles musculaires, atrophies et contractures surtout, accompagnent constamment les arthrites (obs. V, VI, VI *bis*, IX, XI, etc.) ; ils accompagnent également les manifestations du rhumatisme fibreux : on connaît l'atrophie si rapide du deltoïde dans la périarthrite scapulo-humérale.

Restent les *lésions articulaires* et *celles des tissus fibreux*. Or, entre elles aussi la combinaison est possible et s'observe journellement : le processus rhumatismal ne frappe jamais une jointure à l'exclusion des tissus voisins ou vice versa. S'agit-il d'une arthrite? les parties molles et surtout les aponévroses vont à la longue s'épaissir, devenir fibreuses, s'adapter aux déviations segmentaires, constituant cet ensemble de troubles périarticulaires décrits par Charcot sous le nom de rétraction fibro-tendineuse. Si au contraire on a affaire à un rhumatisme fibreux, les articulations n'en seront pas moins touchées, puisque bien souvent les phlegmasies aponévrotiques et tendineuses évoluent parallèlement ou consécutivement à une atteinte légère des articulations (obs. II). Dès 1862, Regimbeau et Vedel ont publié des observations de rhumatisme fibreux avec altérations des extrémités osseuses ; il y a donc des formes de transition entre les localisations articulaires et les localisations aponévrotiques franches. Ne désigne-t-on pas parfois le rhumatisme fibreux sous le nom d'arthro-périarthrite fibreuse ? (Besnier).

D'après ce que nous venons de voir, chacune des causes d'impotence par rhumatisme chronique peut s'associer à toutes les autres réunies ou à l'une quelconque d'entre elles, et de cette façon peuvent être réalisées toutes les combinaisons possibles.

Mais ici doit se placer une importante remarque : il y a des combinaisons inconstantes non obligatoires (la douleur n'accompagne pas toujours les lésions articulaires, ni le rhumatisme fibreux les arthrites, etc.) ; d'autres au contraire sont constantes, toujours réalisées, et aboutissent à des *impotences de causes multiples*. Le rhumatisme musculaire vrai se manifeste par des douleurs et des contractures dont l'association s'observe constamment ; mais l'exemple le plus typique est celui des arthrites qui s'accompagnent toujours de troubles musculaires, au point que la combinaison de ces deux causes d'impotence est sans cesse présente à l'esprit. C'est elle que nous aurons surtout en vue dans les lignes suivantes consacrées à l'étude des impotences de causes multiples.

Dans celles-ci, nous remarquerons d'abord que les divers éléments morbides n'entrent pas toujours en jeu d'une façon simultanée et que leur évolution ultérieure n'est pas toujours parallèle.

Prenons une polyarthrite déformante. Longtemps avant l'apparition des désordres articulaires existent des douleurs et des crampes passagères des extrémités qui constituent à elles seules l'impotence. Plus tard, les contractures deviennent permanentes, les jointures se dévient, s'ankylosent en mauvaise position ; l'impotence causée par la douleur et les troubles musculaires fait suite à l'impotence par lésion articulaire. Il y a toutefois entre elles des transitions insensibles, et même, les déformations des jointures étant ordinairement causées par les crampes, on peut saisir cette occasion pour faire remarquer combien les diverses causes d'impotence s'enchainent et sont entre elles en étroit rapport.

Si dans les impotences de causes multiples et dans les arthrites en particulier, les troubles articulaires, musculaires ou autres, ne débutent pas simultanément, on peut voir aussi que bien souvent ils ne cessent pas ensemble ; dans une arthrite l'atrophie survit parfois à la disparition des douleurs et à la guérison des lésions articulaires, et l'impotence de cause musculaire va persister plus ou moins longtemps à l'état isolé. Parfois aussi une cause d'impotence cesse quand une autre apparait, telle la douleur disparaissant quand s'établit l'ankylose.

Si les diverses causes d'impotence n'ont pas toujours une évolution sensiblement parallèle, l'inverse est également vrai et leur marche simultanée s'observe encore plus souvent. Prenons une arthrite du genou : à l'impotence causée par la douleur va s'ajouter celle due aux lésions articulaires et celle résultant de l'atrophie du quadriceps, toutes les trois coexistant, du moins, à la période d'état de l'arthrite (obs. VI *bis*). L'une d'elles peut arriver à prédominer sur les autres et ainsi se trouvent réalisés des types cliniques nombreux sur lesquels nous ne saurions insister. Nous rappellerons seulement qu'il est des formes où les troubles musculaires sont au premier plan (obs. VI,

XXVII) ; d'autres où il faut les rechercher au milieu des phénomènes concomitants : dans la polyarthrite blennorragique, nous savons que certains malades ont l'aspect de rhumatisants et d'autres l'aspect de myopathiques.

C. — RÉSULTATS DE L'ASSOCIATION DES DIVERSES CAUSES D'IMPOTENCE

Les diverses causes d'impotence en s'associant additionnent leurs effets, mais cela de façons différentes :

1° *Dans un premier cas*, une arthrite a causé de la limitation des mouvements. Or, cette limitation résulte de plusieurs causes différentes : de la douleur, de l'atrophie musculaire et des lésions articulaires. Chacune de ces différentes lésions pouvait à elle seule créer la limitation des mouvements et réaliser l'impotence ; leurs effets se sont ajoutés (obs. VI *bis*).

2° *Dans un deuxième cas*, nous sommes en présence d'une déviation segmentaire par luxation. Or, si nous avons décrit des luxations de cause articulaire, musculaire, etc., c'était pour désigner leur facteur principal ; dans la réalité, pour qu'une luxation se produise, il faut le concours d'un élément articulaire (laxité ligamentaire, épanchement, etc.) et d'un autre extraarticulaire, représenté soit par les contractures des muscles, soit par les tissus fibreux rétractés.

Dans cet exemple, si les diverses causes d'impotence combinent encore leurs effets, chacune d'elles prise isolément serait incapable d'aboutir au résultat final. Leur association est nécessaire pour produire une impotence d'un mécanisme donné (obs. VI).

On peut résumer ainsi les principaux types d'impotence rhumatismale :

A. Impotences de cause unique :

1° *Par douleur seule* (névralgie, myalgie, etc.) (obs. XII *bis*).

2° *Par lésion fibreuse* (obs. II).

B. Impotences de causes multiples :

3° *Du type musculaire* (lumbago) (association de troubles musculaires et de douleurs).

4° *Du type articulaire* (association de lésions articulaires, de troubles musculaires et de douleurs (obs. VI *bis*, IX, X, etc.).

CHAPITRE VI

PRONOSTIC DE L'IMPOTENCE DUE AUX AFFECTIONS RHUMATISMALES CHRONIQUES

Nous avons envisagé les résultats de l'association des diverses causes d'impotence ; il nous reste à voir comment cette association influe sur la gravité des troubles fonctionnels. Pour résoudre ce problème et fixer quelques notions qui n'ont pu trouver place antérieurement, nous consacrerons quelques pages au pronostic général de l'impotence due aux affections rhumatismales chroniques.

Combien de malades ne demandent-ils pas quand ils pourront quitter leur lit, s'ils resteront toujours infirmes, etc. Le médecin est souvent fort embarrassé pour trancher pareille question. Pour y parvenir, il faut tenir compte de l'état local, de l'étiologie du rhumatisme, du terrain sur lequel il évolue.

I. — ÉLÉMENTS FOURNIS PAR L'ÉTAT LOCAL

1° Difficultés de l'examen. — Devant une impotence rhumatismale, il faut d'abord se rendre un compte exact des troubles anatomiques qui lui correspondent. Mais le problème n'est pas toujours facile ; les contractures, l'atrophie, peuvent être difficiles à dépister, on peut confondre entre elles les diverses causes d'impotence (par exemple l'immobilisation par ankylose avec celle due à des contractures). Tout ceci montre quel soin il faut apporter à l'examen des lésions.

2° Moyens de les résoudre. — Dans les cas difficiles, on s'aidera de divers procédés :

La *radiographie* sera extrêmement utile pour juger si tel gonflement périarticulaire, si telle ankylose sont osseux ou fibreux. Elle servira au diagnostic anatomique de l'arthrite, montrera la tendance édificatrice ou destructrice des lésions osseuses, etc. (Voir les travaux de Destot, Barjon, Desternes, etc.).

L'*anesthésie générale* permet quelquefois de se renseigner sur la nature d'une ankylose, sur l'état de contracture ou de rétraction de certains muscles, etc.

Ces diverses méthodes d'examen permettront, à propos d'une impotence, de déterminer son degré, son mécanisme, sa cause exacte. C'est cette dernière notion qui est la plus importante au point de vue du pronostic. Elle permet de savoir si l'impotence est due à un seul ou à plusieurs facteurs et dans quel type clinique (type fibreux, musculaire, articulaire), on peut la ranger.

3 Conclusions pour le pronostic. — Quelles conclusions va fournir l'examen local ? Pour les impotences par douleur seule, pour celles du type musculaire et du type fibreux, nous avons déjà répondu antérieurement en examinant les éléments de gravité de chaque cause d'impotence. Restent les impotences du type articulaire. Si nous avons vu comment les lésions de la jointure influençaient le pronostic, nous n'avons pas envisagé les résultats de leur association à des troubles musculaires et à des phénomènes douloureux.

a) *Association des diverses causes d'impotence.* — Cette association aggrave évidemment le pronostic général, lequel résulte de l'importance prise par chacun de ces trois facteurs : lésions articulaires, troubles musculaires et douleurs. Il faut déterminer le coefficient que chacun de ces facteurs représente dans l'impotence totale ; ici l'atrophie n'est qu'accessoire, ailleurs, elle prédomine et commande le pronostic. Ici une déviation articulaire est due à de simples contractures qui céderont par le traitement de l'arthrite ; mais là, les muscles rétractés, raccourcis, s'opposent au redressement de l'article, et c'est leur lésion qui domine la situation. Ces exemples montrent toute l'utilité d'un examen local précis.

Ce fait que les divers facteurs : musculaire, articulaire, etc., d'une impotence du type articulaire, peuvent prédominer, a, dans d'autres cas, un intérêt encore plus considérable pour le pronostic. Dans le rhumatisme déformant, les déformations caractéristiques sont dues, suivant les cas, surtout à tel ou tel élément. Ici, elles seront attribuables aux lésions des extrémités osseuses (épaississement, ostéophytes, etc.) (obs. I) ; ailleurs, elles seront dues à l'épaississement des tissus fibreux articulaires et périarticulaires, les os restant normaux (obs. II) ; ailleurs encore, elles seront le fait exclusif du déplacement des extrémités articulaires (luxations, subluxations) restées normales. Notre observation VI est un exemple de ce dernier type qui correspond à ces cas évoqués par A.-E. Garrod, où les contractures et atrophies prédominent dès le début, sans gonflement ni déformation articulaires.

On a ainsi trois types de rhumatisme déformant : le *type osseux*, le *type fibreux* et le *type par luxation*. Encore, dans ce dernier, faut-il distinguer plusieurs formes, suivant que les luxations sont dues à des contractures musculaires ou à des rétractions fibreuses ; auquel cas, on n'a plus affaire à une arthrite déformante vraie, mais à un rhumatisme fibreux. Le malade de Jaccoud était un exemple de ce pseudo-rhumatisme déformant par déplacement articulaire.

Ces notions anatomiques sur le rhumatisme déformant ont une grande importance pour le pronostic. *Dans le type osseux*, les déformations et les déviations sont définitives ; si l'impotence peut s'améliorer dans les formes hypertrophiques, elle reste stationnaire ou s'aggrave dans les formes destructives. *Dans le type fibreux*, le pronostic est bien moins sombre, on a presque toujours des améliorations, à la fois anatomiques et fonctionnelles. *Dans le type par luxation*, les déformations et l'impotence peuvent s'améliorer si elles sont le fait de contractures musculaires, elles sont beaucoup plus rebelles quand elles sont dues à des rétractions fibreuses.

Il y aura des cas intermédiaires comme gravité dans les formes mixtes où les déformations résultent à la fois de lésions osseuses et fibreuses. Nous n'insisterons pas sur l'utilité de ces notions, dont la connaissance exacte sera due, là encore, à l'examen clinique et radiographique associés (voir chap. VII, les résultats thérapeutiques).

b) *Ancienneté des lésions.* — Dans les cas récents, les ankyloses, les épaississements fibreux articulaires ou périarticulaires peuvent diminuer, s'améliorer. Dans les cas anciens, non seulement les désordres de la jointure sont plus rebelles, mais les rétractions musculaires et fibreuses deviennent définitives et compromettent les résultats thérapeutiques.

II. — ÉLÉMENTS FOURNIS PAR L'ÉTIOLOGIE DU RHUMATISME

Pour les mêmes raisons que précédemment, nous n'envisagerons ici que les impotences du type articulaire.

1° Comment déterminer cette étiologie. — On y parviendra par l'interrogatoire du malade, l'examen viscéral complet, les procédés de laboratoire (sérodiagnostic tuberculeux, recherche de l'acide urique dans le sang, etc.). Nous n'insistons pas, ce serait sortir de notre sujet. Nous ferons simplement remarquer que la radiographie peut, là encore, rendre des services en éclairant l'étiologie de certaines arthrites. Voici comment : dans le rhumatisme déformant, quand il s'agit de la *forme primitive*, les ostéophytes, les déformations osseuses apparaissent opaques sur l'écran; quand il s'agit de la *forme toxique*, goutteuse, elles pâlissent au contraire et se traduisent par des taches blanchâtres. Les cartilages sont beaucoup plus touchés dans le premier cas que dans le deuxième où les lésions articulaires, proprement dites, sont peu accusées.

Quant à la *forme infectieuse*, elle donne un aspect à peu près analogue à celui de la forme primitive ; toutefois, suivant l'infection en cause, on peut avoir quelques variantes : la blennorragie donne surtout de l'atrophie osseuse, le rhumastisme franc touche peu l'articulation, mais surtout les tissus fibreux voisins, la tuberculose donne au niveau des têtes osseuses des ilots blanchâtres correspondant à des lacunes (Bérard et Destot).

2° Influence de l'étiologie sur le pronostic de l'impotence. — Il existe trois grandes formes étiologiques de rhumatismes chroniques :

1° Les rhumatismes primitifs ;

2° Les rhumatisme infectieux;

3° Les rhumatismes toxiques (ou diathésiques, ou goutteux). Quelle est la gravité respective de ces différentes formes? Nous avons vu (chap. II) qu'elles touchaient en général l'articulation à des degrés divers, les unes superficiellement, les autres profondément. Mais ce n'est pas ainsi que se pose pour nous le problème actuel; nous avons vu aussi que les trois formes étiologiques du rhumatisme chronique pouvaient aboutir à des lésions articulaires absolument identiques; la question à résoudre sera donc la suivante : étant donnée une arthrite quelconque, dans quelle mesure son pronostic dépendra-t-il de l'étiologie ?

Pour les arthrites simples et les arthrites plastiques, il est difficile de répondre, et il semble bien que la nature du rhumatisme ait peu d'influence sur le pronostic des lésions.

C'est pour les arthrites déformantes que le problème se pose le plus souvent. Voyons comment il a été résolu par les divers auteurs, mais disons d'abord que si les uns reconnaissent une valeur pronostique à la notion étiologique, les autres la nient.

a) CEUX QUI LA RECONNAISSENT. — Pour Besnier, Jaccoud, P. Marie et surtout pour Teissier et Roque, l'étiologie de l'arthrite déformante influe et sur son évolution clinique et sur son pronostic.

Les *formes primitives* surviennent chez des gens relativement âgés, ont un début insidieux, une évolution lente. Leur pronostic est sombre ; elles peuvent s'amender, présenter des rémissions et même des rétrocessions, mais il est exceptionnel qu'elles guérissent et constituent une maladie incurable.

Les *formes infectieuses* frapperaient au contraire des sujets jeunes, auraient un début aigu, une marche rapide. Bien que pouvant aboutir aux mêmes lésions, à la même impotence que les formes primitives, leur pronostic serait meilleur. Moins tenaces, plus influencées par le traitement, elles guériraient d'ordinaire.

Les polyarthrites chroniques déformantes d'origine blennorragique ont une certaine tendance à la résolution comme il ressort des observations de Klippel, Chauffard, Launois, Jacquet, Mally, etc.

Celles du rhumatisme scarlatin, d'après Dauban, frapperaient surtout la synoviale et les parties molles. Leur pronostic serait relativement peu grave.

Mais c'est surtout dans les cas secondaires au rhumatisme articulaire aigu que l'on observerait cette bénignité relative; la guérison se ferait presque complète en deux ou trois ans et cette évolution favorable serait due aux localisations surtout fibreuses du processus rhumatismal. Cette opinion défendue surtout par Teissier et Roque, est également celle de Mlle Sélacovitch : « Dans le rhumatisme chronique rhumatismal, écrit-elle, nous n'avons jamais vu cette impotence fonctionnelle absolue signalée dans certaines autres variétés et qui cloue à la longue le malade au lit. Cet état peut exister toutefois, dans la forme de rhumatisme chronique qui nous occupe. »

Quant aux *formes toxiques* (ou goutteuses) de l'arthrite déformante, leur pronostic serait intermédiaire à celui des deux formes précédentes. Elles n'aboutissent pas aux déviations et à la griffe bien accusée du rhumatisme primitif; la raideur est moindre, ce n'est pas une infirmité mais une incommodité. Toutefois, comme le font remarquer Teissier et Roque, les arthrites créées sont plus persistantes que celles qui succèdent au rhumatisme articulaire aigu.

Tels sont les éléments de pronostic fournis par l'étiologie de l'arthrite. Le problème n'est cependant pas aussi simple par suite de divergences entre les auteurs. Si pour Teissier et Roque, ce sont les formes primitives qui sont les plus graves, P. Marie est d'un avis diamétralement opposé. « Le rhumatisme chronique diathésique (il désigne ainsi le rhumatisme primitif), écrit-il, même quand ses lésions sont au maximum, que ses déformations sont très prononcées, que la soudure des articulations est à peu près complète, ne détermine jamais une impotence aussi accentuée que le fait le rhumatisme chronique infectieux. » Pour ce même auteur, il faut se méfier surtout des cas de rhumatisme infectieux dans lesquels la peau est mince, tendue et luisante : « C'est là, par excellence, une forme atrocement douloureuse avec impotence prononcée et rapide et dans laquelle une guérison même incomplète ne peut être que rarement espérée. » (Leçons de clin. méd., 1896.)

Cazal (thèse Paris, 1897) est du même avis que P. Marie : « Il nous a paru et nous sommes d'accord avec M. Marie, que le rhumatisme chronique secondaire, en outre de sa marche bien plus rapide, arrivait à une impotence plus absolue. Nous n'avons trouvé que deux cas où une impotence complète retenait les malades cloués dans leur lit; tous les deux appartiennent à la forme secondaire.

b) Ceux qui la nient. — Pour d'autres, l'étiologie n'influe pas sur le pronostic de l'arthrite déformante. Pour Barjon, les formes primitive ou secondaire peuvent aboutir à la même impotence, aux mêmes troubles fonctionnels et il est impossible de faire un pronostic basé uniquement sur la pathogénie. « Les formes paraissent plus ou moins graves suivant leur intensité ou suivant le degré de résistance du malade et cela indépendamment du mode de début, primitif on secondaire. Tout dépend des cas que l'on observe. » « Les deux opinions (celle de Teissier et Roque et celle de P. Marie) sont également vraies, car nous estimons que dans l'une et l'autre forme on voit se produire la généralisation complète avec déformations aboutissant à l'impotence absolue. »

Barjon va même plus loin et constate que souvent on ne peut distinguer l'une de l'autre la forme primitive et la forme secondaire, ce qui l'amène à décrire un syndrome rhumatismal chronique déformant toujours le même quelle que soit sa cause.

A l'appui de son opinion, il cite de nombreuses observations et parmi ses malades complètement impotents il en trouve 10 qui rentrent dans la catégorie du rhumatisme chronique primitif et 12 dans celle du rhumatisme secondaire.

Verhoogen conclut de même à l'identité clinique des diverses formes du rhumatisme chronique, quelle qu'en soit l'étiologie. Il cite 44 cas de rhumatisme chronique secondaire à évolution progressive où la gravité de l'impotence ne s'est trouvée inférieure en rien à celle d'un rhumatisme chronique primitif.

Quelles conclusions adopter en présence d'opinions aussi divergentes? L'étiologie d'un rhumatisme déformant influe-t-elle sur son pronostic, et si oui, de quelle façon influe-t-elle?

Le problème est très difficile; les observations ne sont en général pas assez précises et sur l'étiologie et sur les lésions articulaires. D'autre part, les malades ne sont pas suivis assez longtemps; ce n'est souvent qu'au bout de plusieurs années que l'on peut juger de l'évolution d'un rhumatisme.

Nous avons néanmoins essayé de reprendre la question, soit à l'aide d'observations personnelles, soit en étudiant celles des auteurs. Parmi ces dernières, nous n'avons retenu que celles où l'étiologie ne laissait place à aucun doute, où les malades étaient suivis longtemps et où l'évolution de l'impotence était nettement indiquée.

Cette évolution de l'impotence peut, dans le rhumatisme déformant, se faire de diverses manières suivant la marche de l'affection. A ce point de vue, on peut distinguer deux cas :

1° *L'affection s'aggrave*, par suite de l'augmentation du nombre des jointures atteintes, de l'aggravation des lésions articulaires et des douleurs. On a alors affaire à un rhumatisme déformant progressif; l'impotence s'aggrave parallèlement.

2° *L'affection guérit*. Mais ici il faut précisér :

a) On peut entendre par guérison la *restitutio ad integrum*, c'est-à-dire la guérison complète anatomique et fonctionnelle. Elle est très rare dans le rhumatisme déformant.

b) On peut entendre par guérison l'arrêt dans l'évolution de la maladie, le nombre des jointures touchées cessant de s'accroître. Mais là encore on peut distinguer deux faits :

α. Ou bien les articulations déjà atteintes restent dans le même état. L'impotence est stationnaire.

β. Ou bien elles s'améliorent, non pas au point de vue anatomique (les déformations restent les mêmes), mais au point de vue fonctionnel. L'impotence s'améliore.

On doit donc distinguer, au point de vue du pronostic de l'impotence, les rhumatismes *progressifs* et les rhumatismes *non progressifs*.

Or, sur 24 observations, nous avons 13 cas progressifs où l'impotence s'est aggravée et 11 cas non progressifs dans lesquels l'impotence s'est améliorée 9 fois et est restée stationnaire 2 fois.

Parmi les cas progressifs se classent 6 rhumatismes secondaires (obs. V, VII, XIV, XXII, XXIII, XXIV), 5 rhumatismes primitifs (obs. IV, VI, X, XVII, XIX) et 2 à étiologie discutable et à début aigu (obs. XXI et XXV).

Parmi les cas non progressifs, l'impotence s'est améliorée dans 5 rhumatismes secondaires (obs. I, XI, XIII, XV, XVIII) et dans 4 rhumatismes primitifs (obs. VIII, XII, XVI, XX); elle est restée stationnaire dans 2 rhumatismes primitifs (obs. III et IX).

D'après ces données, nous pensons pouvoir conclure :

1° Il est un certain nombre de cas à début brusque où l'on ne peut dire s'il s'agit d'une polyarthrite chronique primitive à début aigu ou d'une polyarthrite chronique secondaire au rhumatisme articulaire franc (c'est la bactériologie qui, seule, permettra sans doute de trancher la question). Il semble que, dans ces cas, l'impotence s'aggrave presque toujours.

2° Les rhumatismes déformants primitifs peuvent avoir une évolution progressive ou non ; il en est de même pour les rhumatismes infectieux. Quelle que soit la forme étiologique considérée, le nombre des cas progressifs est à peu près égal à celui des cas non progressifs.

3° Le désaccord, entre ceux qui reconnaissent à l'étiologie une valeur pour le pronostic et ceux qui la nient, n'est qu'apparent.

En effet, ce qui fait avant tout le pronostic, c'est l'état local. Nous avons vu que les lésions osseuses et cartilagineuses sont celles qui comportent le pronostic le plus sombre, et il est bien entendu que les lésions de cet ordre, quelle que soit leur origine (primitive ou secondaire), comporteront ce même pronostic. Mais si l'on se souvient que ces lésions ostéo-cartilagineuses sont surtout le fait des formes primitives, on comprendra pourquoi certains auteurs attribuent à ces dernières un pronostic plus défavorable.

III. — ÉLÉMENTS FOURNIS PAR LA NOTION DU TERRAIN

Au point de vue pratique, il semble que l'on doive distinguer chez les rhumatisants chroniques deux grandes catégories de terrains :

1° *Le terrain débilité*, appauvri, cachectique ;

2° *Le terrain arthritique*, riche et bien nourri.

Quelle que soit l'étiologie du rhumatisme, chez les malades du premier type, l'évolution serait en général progressive, les localisations ostéo-cartilagineuses fréquentes ; l'impotence s'aggraverait presque toujours.

Chez les malades du deuxième type, les localisations se feraient, au contraire, sur les tissus fibreux. L'impotence s'améliorerait en général.

Teissier a bien mis en évidence ce rôle du terrain dans le pronostic : « Peut-être les différentes modalités dans le rhumatisme chronique ne sont que l'expression d'un principe identique modifié par le terrain sur lequel il se développe, les arthropathies et les déformations ainsi realisées devenant, en définitive, fonction du terrain récepteur ou de l'âge du sujet infecté. »

Nous terminerons en faisant remarquer que les divers auteurs ne sont pas d'accord quant à l'influence de l'âge sur le pronostic de l'impotence :

1° Pour les uns (Lacaze-Dori, Diamantberger), le rhumatisme déformant de l'enfant peut s'améliorer beaucoup, est exceptionnellement progressif et rétrocède presque toujours ;

2° Pour les autres, l'affection est plus grave et a une marche plus rapide chez les jeunes. C'est l'opinion de Charcot, Tubby, F. Fox, etc.

Nos observations ne concernent que des adultes. Leur examen, au point de vue du rôle que peut exercer l'âge sur le pronostic de l'impotence, ne permet aucune conclusion ferme dans un sens ou dans l'autre.

CHAPITRE VII

LE TRAITEMENT DE L'IMPOTENCE DANS LES AFFECTIONS RHUMATISMALES CHRONIQUES

L'impotence due au rhumatisme chronique nous étant actuellement connue dans ses diverses modalités et dans son pronostic, il nous faut passer en revue la longue série des moyens thérapeutiques qui lui sont habituellement opposés. Il est bien entendu que ce n'est pas le traitement du rhumatisme chronique que nous envisagerons dans ce chapitre, mais seulement le traitement de l'impotence, à laquelle, dès le début de ce travail, nous avons limité notre étude.

Il semblerait logique d'indiquer un traitement pour chacune des CAUSES d'impotence précédemment étudiées; une telle systématisation ne répondrait pourtant pas à la réalité pratique, puisque ces causes s'associant fréquemment ne comportent pas individuellement un traitement qui leur soit propre. Il n'existe pas davantage de distinction tranchée dans la thérapeutique des divers TYPES d'impotence : fibreux, musculaire, articulaire, etc.

Force nous est donc d'adopter un plan différent et nous passerons successivement en revue :

1° *Les ressources thérapeutiques ;*

2° *Les indications ;*
3° *Les résultats.*

A. — LES RESSOURCES THÉRAPEUTIQUES

Les innombrables agents thérapeutiques que le clinicien peut mettre en œuvre contre les troubles qui nous intéressent s'adressent à des éléments variés : les uns agissent directement sur la lésion, constituant ce que l'on peut appeler les *moyens directs ;* les autres, *moyens indirects*, s'adressent soit à la cause de l'impotence (traitement pathogénique), soit à l'état général.

Dans l'exposé des moyens thérapeutiques dirigés contre l'impotence, nous éliminerons systématiquement l'historique, les techniques, les modes d'application, etc. C'est, en effet, là un travail qui a été fait maintes fois dans les nombreuses publications indiquées dans notre bibliographie. Nous nous bornerons à l'étude critique de chaque procédé, en signalant les cas où il peut rendre le plus de services et ce qu'on peut en attendre d'une façon générale.

I. — LES MOYENS DIRECTS

Les moyens directs, qui ne constituent d'ailleurs pas toujours un traitement purement local, comme on pourrait le penser, s'adressent la plupart du temps à des manifestations rhumatismales encore en évolution, c'est-à-dire susceptibles d'être améliorées. A cette classe appartiennent les *agents physiques* et les *agents médicamenteux*. Dans d'autres cas, que nous étudierons plus loin, lorsque le traitement médical aura échoué, on sera autorisé à utiliser le *traitement chirurgical*.

1° *Agents physiques.*

a) **Révulsion**. — C'est le procédé le plus ancien et le plus simple pour agir localement sur les lésions rhumatismales. Il peut être réalisé de très nombreuses façons, mais nous ne retiendrons que *la teinture d'iode*, *les vésicatoires* (moyens plutôt chimiques, d'ailleurs) et les *pointes de feu*. Ces agents, appliqués souvent à tort et à travers, ont une certaine action sur les douleurs et sur les phénomènes fluxionnaires, phlegmasiques du rhumatisme chronique. Ils sont cependant peu employés pour les raisons suivantes : d'abord ils laissent des cicatrices, ils sont ensuite d'une application difficile au niveau des petites articulations des mains et des pieds, enfin, dans les polyarthrites, ils ne sauraient être appliqués sans inconvénients sur toutes les jointures atteintes. Malgré cela, il est bon de ne pas les oublier dans certains cas tels que les sciatiques rhumatismales ou les monoarthrites.

Peut-être faut-il placer ici l'*hyperhémie passive* par la méthode de Bier, dont les essais ont été parfois encourageants dans certaines impotences rhumatismales.

W. Ewart a publié plusieurs observations de rhumatismes chroniques gonococciens ou autres, traités par la bande d'Esmarch. Les résultats, satisfaisants dans leur ensemble, sont ainsi résumés par l'auteur :

« Les œdèmes anciens, associés aux lésions fibreuses, cartilagineuses ou osseuses, disparaissent presque complètement et vite.

« Les épaississements périarticulaires sont plus rebelles, mais diminuent progressivement.

« Les épaississements ostéo-cartilagineux ont diminué dans plusieurs cas, mais il faudra encore des examens radiographiques pour savoir la part qu'il faut attribuer au périoste dans ce résultat.

« Les raideurs s'améliorent, les mouvements deviennent plus faciles et les jointures jouent mieux. »

b) **Massage et mobilisation.** — Le massage sous toutes ses formes (nous parlons ici du massage local) a une utilité incontestable contre les manifestations rhumatismales chroniques.

On peut user soit du massage simple, soit du massage combiné à l'air chaud (procédé de Frey) ou à l'hydrothérapie (douche-massage).

Sans nous arrêter à décrire sa technique, nous signalerons les cas où il faut l'employer et son mode d'action.

Dans les *arthrites* ou *périarthrites* on l'utilisera au niveau de la jointure malade et des muscles voisins. Son action, fort complexe, s'exerce sur la douleur qui est calmée, sur les exsudats, les infiltrations périarticulaires, dont elle hâte manifestement la résolution, enfin sur les ligaments qu'elle distend et assouplit. Le massage agit encore sur les muscles périarticulaires et s'oppose, dans une certaine mesure, à leur atrophie.

Cette influence heureuse sur les lésions qui créent l'impotence, est due à l'action du massage sur la trophicité, sur la nutrition générale du membre : la circulation devient plus active, les tissus s'assouplissent, les échanges se font mieux.

Faudra-t-il masser toutes les arthrites rhumatismales chroniques ? Non, il faut faire un choix, et, comme l'a préconisé Rosenblith, distinguer les arthrites sans ou avec lésions osseuses et cartilagineuses. Dans le premier cas, le massage est tout à fait indiqué ; dans le deuxième, il faut en être au contraire sobre, ne pas l'employer directement au niveau de l'article, mais sur les tissus voisins et en particulier sur les muscles ; en un mot, il faut surtout rechercher l'action favorable sur la nutrition générale du membre.

Dans les arthrites récentes, très douloureuses, il faut également se montrer sobre de massage et de mobilisation, et attendre que les phénomènes aigus se soient amendés.

Dans les *myosites*, dans les *rhumatismes musculaires*, on emploiera le massage aussitôt la phase aiguë passée. Il donnera d'excellents résultats dans les torticolis et les lumbagos.

Dans les *synovites tendineuses*, il contribuera puissamment à libérer le tendon de ses adhérences à la gaine et au tissu cellulaire voisin.

Dans les *névralgies* et *névrites rhumatismales* (et surtout dans la *sciatique*) l'action du massage est des plus effectives sur la douleur et les troubles trophiques (voir les observations de Verlhac, de Blanc, etc.), mais il faudra être prudent dans les formes très douloureuses ou lors des poussées aiguës.

A côté du massage, et comme complément, prend place la *mobilisation passive* et surtout la mobilisation *active*, pratiquée par le malade lui-même. Elle reconnaît les mêmes indications que le massage, mais doit être recommandée surtout dans les arthrites chroniques et en particulier dans les arthrites déformantes. Il faudra conseiller la marche, les mouvements appropriés à chaque article. « Remuez malgré la douleur, disait Trastour à ses malades, la guérison est à ce prix. » Cette mobilisation constante évite l'ankylose, prévient les déformations, etc. ; elle ne sera contre-indiquée que lors des poussées aiguës, ou si l'on a manifestement affaire à un rhumatisme tuberculeux, auquel cas elle peut être dangereuse, comme l'ont signalé Bérard et Destot.

c) **Mécanothérapie.** — Cette méthode doit être placée à côté de la mobilisation active ou passive naturelle et peut rendre des services dans le traitement des impotences rhumatismales. Mais elle a des inconvénients : elle n'est pas à la portée de tous et seules les grandes villes ou certaines stations thermales possèdent une installation appropriée. En outre, c'est un moyen thérapeutique dont l'action est difficile à mesurer et qui doit être surveillé de près.

La mécanothérapie sera indiquée dans les raideurs articulaires, ou périarticulaires, dans les ankyloses fibreuses et dans les pseudo-ankyloses, dans les rétractions musculo-tendineuses et dans celles du rhumatisme fibreux. On peut l'employer également pour combattre les atrophies musculaires (appareils à mouvements actifs). Elle servira donc à combattre les impotences par limitation de la motilité articulaire et celles dues aux déviations segmentaires.

Mais avant d'appliquer la mécanothérapie, il faudra faire un examen local soigné, s'aider de la radiographie, etc., pour dépister les contre-indications. La mécanothérapie, en effet, sera à rejeter dans les cas où existent des phénomènes douloureux marqués, articulaires ou autres. Elle est contre-indiquée aussi dans les formes « chaudes », phlegmasiques, des localisations rhumatismales ou au cours des poussées fluxionnaires qui accompagnent les formes torpides. Enfin, dans les arthrites, une nouvelle contre-indication résulte de l'état anatomique des jointures. Quand il y a de graves lésions ostéo-cartilagineuses, quand il existe une ankylose osseuse, la mécanothérapie doit, bien entendu, être laissée de côté.

d) **Aérothermothérapie**. — L'air chaud a acquis une place importante dans le traitement des affections rhumatismales chroniques. Le principe de cette méthode est, certes, des plus anciens ; l'emploi de l'air chaud n'est qu'une des formes du traitement par la chaleur, qui, peut-on dire, est presque aussi vieux que le monde. Cependant, si le principe était connu, si l'on utilisait déjà les bains de sable chaud, ce n'est que récemment que l'on est passé à la réalisation pratique de l'aérothermothérapie. Marquis, Mlle Rombach ont précisé ses indications dans maintes affections médicales ou chirurgicales. Miramond de Laroquette, Eve, Walsh, etc., ont étudié son action dans le rhumatisme chronique.

L'air chaud peut être employé sous deux formes : le *bain* et la *douche* (voir la technique et la description des appareils dans les traités de physiothérapie et dans la thèse de Marquis). La chaleur des bains est, dans certains appareils, fournie par une source lumineuse (ampoules électriques, par exemple) ; dans ce cas on a prétendu qu'à l'action de la chaleur s'ajouterait une action thérapeutique de la lumière et l'on a préconisé, à côté de l'aérothermothérapie simple, la *thermoluminothérapie* (Miramond et Laroquette). Enfin, l'air chaud peut être associé au massage, suivant la méthode de Frey.

Quel que soit son mode d'utilisation, l'air chaud a été préconisé surtout contre les manifestations articulaires et nerveuses (sciatiques) du rhumatisme chronique.

Dans les arthrites (où l'on emploie surtout les bains) l'air chaud a un triple résultat :

1° *Il diminue considérablement et rapidement les douleurs*. Cette action, d'ailleurs plus ou moins complète et durable, semble presque constante. Seuls les rhumatismes déformants progressifs ont donné des échecs ;

2° *Il favorise la résorption des exsudats intra ou périarticulaires*.

Par cette double action analgésique et résolutive, et aussi par son action favorable sur la circulation des tissus, l'air chaud améliore les impotences par limitation de la motilité articulaire (raideurs, ankyloses, etc.) (voir les observations de F.-C. Eve (*Lancet*, mai 1901) Walsh, etc).

Quels sont les résultats de l'air chaud dans les diverses formes d'arthrites rhumatismales?

Les *arthralgies* et les *arthrites simples* sont très améliorées et constituent la principale indication de la méthode. D'après Miramond de Laroquette, les résultats sont rapides et en huit ou dix séances les douleurs s'atténuent et les mouvements reparaissent.

Dans les *hydarthroses*, la résorption du liquide est activée et sa reproduction rendue moins facile. Klapp et Schœffer, Wildemann ont publié d'excellents résultats pour les hydarthroses blennorragiques chroniques.

Les *arthrites plastiques*, à tendance ankylosante et d'origine infectieuse (blennorragie, tuberculose, etc.) résistent davantage au traitement. Cependant, si les formes polyarticulaires sont peu améliorées, on a de bons résultats dans les formes mono ou oligoarticulaires. L'air chaud améliore les raideurs et les ankyloses surtout dans les cas où celles-ci sont dues à la phlegmasie, à l'empâtement des tissus périarticulaires. Mlle Rombach a publié des observations favorables concernant des rhumatismes blennorragiques et Miramond de Laroquette fixe à 50 ou 60 pour 100 le taux des cas heureusement influencés.

Les *arthrites déformantes* (surtout les progressives), par contre, ne sont pas améliorées par l'air chaud. « A notre avis, la raison qui explique une grande partie des échecs c'est, en général, l'existence de déformations osseuses » (Marquis). Parfois, il y aurait même, sous l'influence de l'air chaud, une augmentation des douleurs, qui contre-indiquerait formellement la méthode (Fink).

Il faut signaler cependant que Neumann aurait obtenu, dans plusieurs cas, des résultats favorables (*Lancet*, mars 1901).

Si l'on envisage l'étiologie des arthrites on constate, comme l'a signalé Fink, que celles du *rhumatisme goutteux* sont très heureusement influencées par l'air chaud.

Dans la talalgie blennorragique, l'aérothermothérapie donne souvent des résultats remarquables (voir : Rénon, *Société de Thérapeutique*, juillet 1900).

Dans les synovites tendineuses, elle améliore les phénomènes douloureux et les raideurs.

Dans les névralgies et, en particulier, dans la *sciatique* (où les douches d'air sont surtout utilisées), les résultats sont bons.

Pour Dausset, dans les sciatiques-névralgies, on a une amélioration certaine et très rapide ; dans les sciatiques-névrites, les effets sont moins nets.

Blanc est moins enthousiaste, et pour lui l'effet analgésique de l'air chaud est le seul qui soit indiscutable.

e) **Electricité.** — Parmi les agents physiques préconisés contre l'impotence des affections rhumatismales chroniques, l'électricité occupe une place d'honneur. Elle a été employée sous ses diverses formes avec des indications particulières à chacune d'elles, ce qui rend la question complexe et difficile à exposer. Pour la simplifier, nous abandonnerons toute discussion théorique sur la nature ou les différentes formes de l'électricité, sur les techniques employées, etc. Nous nous attacherons surtout à préciser les indications dans les diverses manifestations rhumatismales.

Contre elles, l'électricité a été utilisée sous les formes suivantes :

1° La galvanisation (avec son complément : l'ionothérapie médicamenteuse);

2° La faradisation;

3° L'électricité statique;

4° La haute fréquence.

1° Galvanisation. — Elle peut être *bipolaire* ou *unipolaire*. L'effet produit par le courant galvanique consiste en une révulsion marquée, avec augmentation de l'activité circulatoire dans les tissus et par suite augmentation des échanges nutritifs. En outre, comme l'a montré Leduc, le courant galvanique a une action sclérolytique marquée sur les tissus fibreux. (Dans la galvanisation monopolaire, le pôle + est celui qui donne le plus de révulsion, le pôle — est plus sclérolysant.)

D'après ces effets généraux, il sera facile de concevoir le rôle de la galvanisation dans l'impotence rhumatismale :

La *révulsion* a une action analgésique très nette qui trouvera fréquemment son emploi. Elle favorise en outre la résorption des œdèmes, des infiltrations périarticulaires, etc.

L'*action sclérolysante* sera employée contre les raideurs articulaires ou périarticulaires, contre les ankyloses fibreuses, les rétractions aponévrotiques, etc.

A la galvanisation doit être rattachée l'*ionothérapie médicamenteuse* bien connue depuis les travaux de Leduc. Elle consiste à faire pénétrer des ions médicamenteux dans les tissus à l'aide du courant continu, en imbibant l'électrode appliquée sur la région malade avec une solution appropriée (salicylate de soude, iodure de potassium, etc.).

La galvanisation sera indiquée dans les arthrites et dans les sciatiques rhumatismales. Voici le résumé des résultats publiés par Chéron, Leduc, Guilleminot, Liebert, etc.

Dans les arthrites infectieuses, on obtient une diminution des douleurs et des œdèmes. Le traitement, employé dès le début, combat la tendance à l'ankylose. On pourra utiliser, en outre, l'ion salicylé dans les formes rhumatismale et scarlatineuse et surtout quand on voudra lutter contre l'élément douleur. On pourra utiliser l'ion chloré pour combattre la tendance plastique de ces arthrites et lutter contre les ankyloses si elles sont déjà établies. Roques conclut : « Si l'électrothérapie est employée assez tôt, les résultats seront excellents, et on peut, dans bien des cas, espérer la guérison. »

Dans les arthrites du rhumatisme goutteux, on aura encore de bons résultats avec les courants continus.

Dans les arthrites déformantes, à la période qui précède les déformations, le traitement de choix sera encore la galvanisation simple ou l'ionisation (ions salicylique, lithine ou iode).

A la période des déformations, la galvanisation simple ou avec l'ion chloré luttera contre l'ankylose ou les raideurs. Chéron dit avoir constaté que les déformations articulaires sont très avantageusement modifiées, que les douleurs disparaissent ou s'atténuent, que certaines ankyloses peuvent céder, que les contractures, les rétractions, les atrophies sont toujours amendées. Roques est moins enthousiaste et se borne à conclure ainsi : « Le résultat sera moins brillant qu'à la première période ; il ne faut cependant pas toujours désespérer, car on peut amener un état plus supportable qui sera bien apprécié par le malade. »

Dans les sciatiques rhumatismales, la galvanisation occupe une place importante, qu'il s'agisse de névralgies ou de névrites, et son emploi peut être indiqué dans presque tous les cas.

2° Faradisation. — Il a été démontré que l'excitation des muscles et des nerfs dépend surtout des variations dans l'intensité d'un courant électrique. On peut en conclure que le courant faradique aura surtout un effet sur la nutrition des muscles ; c'est d'ailleurs ce qui se passe cliniquement et, dans le rhumatisme chronique, la faradisation sera avant tout indiquée pour combattre l'atrophie des muscles périarticulaires dans les arthrites.

Pour Teissier, on pourra encore l'employer contre les tendances déformantes.

Signalons enfin son indication dans le traitement des sciatiques rhumatismales.

3° Electricité statique. — Pour les applications locales de cette forme de courants, on utilise l'*effluve*, la *friction*, l'*étincelle*.

Les effets obtenus sont principalement de deux ordres : révulsion et analgésie.

Les *frictions* sont surtout indiquées contre les phénomènes douloureux.

Les *étincelles* sont un moyen violent qu'il faut employer avec prudence. « Elles sont surtout indiquées chez les anciens malades, habitués à l'électricité et en voie de guérison, comme moyen de massage pour exciter la contraction musculaire et agir sur l'ankylose articulaire » (Lecoconnier).

La franklinisation donne des résultats à peu près analogues à ceux de la galvanisation. Lecoconnier a étudié son action dans le *rhumatisme déformant* et voici ses conclusions : « La douleur disparaît assez rapidement, d'une façon définitive.

« Les lésions musculaires (contractures ou atrophies) disparaissent aussi, quoique moins vite.

« Les lésions osseuses sont infiniment plus longues à s'améliorer : il faut au moins un an et demi pour que l'ankylose et les positions vicieuses guérissent complètement. Quant à la disparition des hypertrophies osseuses, elle suit une marche tellement lente, quoique régulière, que nous n'avons pu nous rendre compte, chez les malades que nous avons observés, si elle était possible, sauf chez un. »

4° Courants de haute fréquence. — Leur application à la thérapeutique du rhumatisme chronique est due surtout à E.-J. Durand.

On utilise : l'*effluve*, les *frictions* et l'*étincelle*.

Ce sont les frictions qui sont actuellement les plus employées. Elles ont été bien étudiées dans la thèse de Patourel et consistent en frictions effleurantes pour les périodes subaiguës ou quand les douleurs sont vives et en frictions distantes indiquées surtout dans les états chroniques. Pour les arthrites, chaque région malade doit être traitée séparément.

Voici, d'après Patourel, le résultat des frictions hertziennes dans les diverses impotences du rhumatisme chronique :

Dans les arthrites en général (quelle que soit leur forme) les douleurs disparaissent toujours au bout d'un temps plus ou moins long. Il en est de même des contractures et des empâtements périarticulaires. L'ankylose fibreuse est largement améliorée dans la plupart des cas et peut même guérir.

Si l'on envisage maintenant la forme de l'arthrite, on peut conclure ainsi :

Dans les arthrites simples, on obtient une guérison en deux à cinq mois et même, dans les périodes subaiguës, l'effet peut être si rapide que, dans ce cas, le traitement est véritablement abortif.

Dans les arthrites plastiques, la douleur, l'œdème et l'ankylose sont également améliorés, mais un peu plus lentement.

Dans les arthrites déformantes, les poussées aiguës ou subaiguës sont toujours enrayées ; par contre, dans les périodes « froides » on n'a pas grand résultat ; les déformations peuvent cependant s'atténuer si elles ne sont pas trop anciennes.

Dans le rhumatisme musculaire « l'action est rapide et énergique, la douleur et la raideur fonctionnelle cèdent en quelques séances ».

Dans les rétractions aponévrotiques et tendineuses on obtient, en général, assez peu de résultats.

Dans la sciatique rhumatismale on a une sédation marquée des douleurs, « l'atrophie musculaire diminue quand elle existe et l'amélioration fonctionnelle devient bientôt suffisante pour permettre la station assise ou debout et la marche sans fatigue ».

5° Résumé. — Nous pensons qu'il est utile de résumer les notions ci-dessus, de comparer les diverses méthodes électrothérapiques et de formuler quelques conclusions. Pour cela, nous envisagerons successivement les deux cas où le traitement électrique est le plus indiqué : les arthrites et les sciatiques.

Dans les arthrites, la faradisation sera réservée au traitement de l'atrophie musculaire. Contre les lésions articulaires elles-mêmes, on peut utiliser la galvanisation, la franklinisation et les courants de haute fréquence.

Les indications de ces trois méthodes sont à peu près les mêmes ; cependant chacune d'elles a ses partisans.

La galvanisation est soutenue par Boudet : « Des trois modes d'électrisation, statique, faradique, galvanique, le dernier est celui auquel on doit recourir de préférence. »

La franklinisation, pour Lecoconnier, a tous les bons effets de la galvanisation, tout en étant mieux supportée par le malade et en produisant une action plus énergique sur l'essence même de la maladie, sur le trouble de la nutrition.

Les courants de haute fréquence sont défendus par Durand, Patourel, etc. Ils auraient sur la galvanisation l'avantage de la simplicité, de la sécurité, de la rapidité ; sur les frictions statiques ils ont les avantages suivants : ils sont plus facilement supportés ; ils déterminent une amélioration plus sensible et plus rapide ; ils donnent souvent des améliorations manifestes dans les cas rebelles, anciens, où les frictions statiques paraissent inefficaces.

Que conclure de tout ceci ? Nous dirons qu'au point de vue pratique il ne faut pas être trop absolu. On pourra employer telle ou telle méthode suivant les cas ; on pourra également les combiner entre elles. Roques (*Congrès de Pysiothérapie*, 1912) propose la méthode éclectique suivante :

Dans les rhumatismes infectieux, la galvanisation est la méthode de choix.

Dans les rhumatismes goutteux, s'il s'agit d'arthrite sèche, on aura recours également à la galvanisation. S'il s'agit de rhumatisme vague, c'est encore elle qu'on appliquera au niveau des articulations, des nerfs et des muscles douloureux. Cependant, dans ce dernier cas, si l'effet produit est insuffisant, il faudra s'adresser aux frictions hertziennes qui devront être également utilisées dans le rhumatisme ostéalgique.

Dans les rhumatismes déformants, avant la période des déformations : galvanisation simple ou avec ionisation. De temps à autre suspendre pour pratiquer des frictions hertziennes pendant quelques jours, puis reprendre la galvanisation.

A la période des déformations : employer, d'une part, la galvanisation avec l'ion chloré contre les phénomènes articulaires, d'autre part, la faradisation rythmée contre l'atrophie musculaire.

Dans les sciatiques chaque méthode d'électrisation a aussi ses partisans et là aussi il faut être éclectique. Après avoir étudié la question de près, Blanc (thèse Paris, 1910) se rallie aux conclusions de Delherm :

Dans la sciatique-névralgie étincelle statique, révulsion faradique à haute fréquence et surtout courant continu.

Dans la sciatique névrite, courant continu d'emblée.

f) **Radiothérapie.** — Cette méthode a été encore peu employée dans les affections rhumatismales chroniques, aussi est-il difficile de préciser ses indications. Tout ce que l'on peut faire, c'est d'enregistrer les résultats obtenus jusqu'à ce jour.

Dans la talalgie blennorragique, la radiothérapie a donné des améliorations rapides et considérables qui sont à retenir.

Dans les arthrites, on a eu des résultats satisfaisants pour le rhumatisme blennorragique et le rhumatisme déformant.

Jaugeas rapporte trois cas de rhumatisme blennorragique grave et persistant pour lesquels deux ou trois séances d'irradiation ont suffi à faire disparaître la douleur, à améliorer les phénomènes articulaires et à réduire notablement l'impotence.

Pfahler, Daland, Anders, Weterer ont obtenu de bons résultats chez des malades atteints de rhumatisme déformant ; les douleurs et l'impotence d'ordre articulaire ont été très heureusement influencées.

Enfin Babinski et Delherm ont signalé un cas ancien de spondylose rhizomélique très améliorée par la radiothérapie.

Dans les sciatiques rhumatismales, la méthode a donné parfois d'heureux résultats. Préconisée en 1908 par Freund, reprise par Babinski, Charpentier et Delherm, ses détails ont été précisés dans la thèse de Py. Cet auteur conclut que la radiothérapie est une arme de plus ajoutée aux autres procédés physiothérapiques. Elle sera indiquée dans deux cas :

1° Lorsque, après un traitement galvanique suivi, l'amélioration ne se produit pas ;

2° Lorsqu'on pense que la sciatique est due à une compression médullaire ou paramédullaire (spondylose rhizomélique) et lorsqu'elle s'accompagne d'exagération des réflexes et de trépidation épileptoïde.

Dans la rétraction de l'aponévrose palmaire, la radiothérapie aurait donné des échecs.

g) **Radiumthérapie**. — Quoique récente et encore à l'étude, cette méthode a déjà fourni des résultats permettant de fonder sur elle les plus grandes espérances.

Pour la théorie et la technique de la radiumthérapie, nous renvoyons à l'article de Dominici *(Journal Médical Français*, 1910, p. 253), au *Journal Médical Français*, du 15 juin 1913, etc.

Disons seulement que, contre les affections rhumatismales chroniques, on a employé les *méthodes émanifères* comprenant :

L'inhalation (His, Falta et Freund, Teissier et Rebattu, etc.) ;

L'ingestion (Lazarus, Plesh, Kemen, Haret, etc.) ;

La balnéation (Lœwenthal) ;

L'injection de sels solubles (Wickham et Degrais) ou insolubles (Dominici et Faure-Beaulieu, Chevrier, etc.);

L'ionisation radifère (Haret, Danne et Jaboin);

L'application de boues radio-actives (Jaboin, Claude et Teulière) et leur association avec le courant continu (Mme Fabre).

Chacune de ces méthodes a ses partisans et il est difficile de choisir entre elles. Teissier et Rebattu, dans un excellent article (*Journal Médical Français*, 15 juin 1913), ont étudié leur valeur comparée et nous ne pouvons que résumer leurs conclusions :

Les *injections* ne peuvent être employées que pour les lésions locales, les monoarthrites ;

Dans la *balnéation*, l'absorption se fait en réalité par la voie pulmonaire ;

Restent l'*ingestion* et l'*inhalation*. C'est cette dernière qui semble la plus simple et la plus facile à réaliser.

Résultats obtenus. — 1° *Dans les arthrites*, on peut envisager les résultats soit d'après la forme étiologique, soit d'après la forme anatomique du rhumatisme.

Dans le premier cas, voici les conclusions que Teissier et Rebattu tirent de l'examen de nombreuses statistiques et de l'enseignement fourni par leurs cas personnels :

Dans presque toutes les formes, la radiumthérapie amène une sédation des phénomènes douloureux.

Dans les arthrites trophonévrotiques, on n'obtient aucun résultat (obs. V).

Dans les arthrites diathésiques et surtout dans le *rhumatisme goutteux* on a des améliorations remarquables et souvent des guérisons ; cela, bien entendu, si les lésions ne sont pas trop anciennes ni trop graves (les lésions cartilagineuses, les ankyloses complètes donnent évidemment des échecs). Cette action favorable est due en grande partie à ce que le radium favorise l'élimination de l'acide urique (voir les observations de His, Mendel, Rebattu, etc.).

Dans les arthrites infectieuses les résultats sont variables, tantôt favorables, tantôt défavorables. Le rhumatisme tuberculeux semble souvent amélioré (Mme et M. Fabre). Dans les rhumatismes blennorragiques les boues (Teulière, Bénasson, Renault, Claude), les injections intraarticulaires de sels solubles (Chevrier), les appareils et les toiles radifères (Dominici et Gy) ont eu maintes fois les plus heureux effets sur l'impotence.

Si l'on envisage maintenant les résultats d'après la forme anatomique des arthrites, voici ce qu'on peut dire :

Les formes heureusement influencées par la radiumthérapie sont celles où dominent les lésions de la synoviale, de la capsule et des ligaments. En pareil cas on obtient une sédation des douleurs, la motilité reparaît et l'impotence est très améliorée.

Les formes qui donnent des échecs sont celles qui débutent par des lésions cartilagineuses et évoluent vers l'arthrite déformante (obs. V). Si Claude signale des améliorations (mobilisation des jointures, diminution des ankyloses, etc.) obtenues dans certains cas par les boues, il ne s'agit pas véritablement de guérison des arthrites.

Enfin, « dans les formes fibreuses, ankylosantes, les succès sont beaucoup plus rarement enregistrés que lorsqu'il y a surtout de la tuméfaction articulaire et périarticulaire. Les formes exsudatives sont donc plus favorables que les formes sèches.

« L'ancienneté de la lésion entre en ligne de compte et on aura peu d'espoir d'améliorer des ankyloses déjà anciennes. »

2° Dans les névralgies, la radiumthérapie a donné des résultats variables et il est difficile de conclure, cependant elle possède une action sédative certaine sur les névralgies d'origine diathésique.

h) **Eaux thermales**. — Il est reconnu depuis la plus haute antiquité que les eaux thermales ont la plus heureuse influence sur les affections rhumatismales chroniques. Les diverses impotences sont améliorées et certains malades sont pour ainsi dire transformés par ce traitement.

Nous laisserons de côté ce qui concerne la classification des eaux thermales, leurs divers modes d'emploi, leur action sur l'organisme, etc. ; pour ces notions, actuellement bien connues, nous renvoyons aux traités spéciaux.

Nous nous bornerons à rappeler que les eaux thermales utilisées contre le rhumatisme chronique ont été divisées en trois groupes : les sulfureuses, les chlorurées sodiques et les indéterminées. Voici les principales stations françaises qui rentrent dans ce cadre:

1° Eaux sulfureuses. — *Aix-les-Bains*, où le traitement est administré surtout sous forme de douche-massages et d'étuves locales ou générales.

Barèges, *Bagnols* (Lozère) où les eaux sont utilisées en piscines.

Luchon qui emploie les piscines et les étuves spontanées.

Le Vernet, etc.

2° Eaux chlorurées sodiques. — *Bourbon-Lancy*, *Bourbon-l'Archambault*, *Bourbonne-les-Bains*, *la Bourboule*, *la Motte-les-Bains*, *Moutiers-Salins*, etc.

Toutes emploient le bain de baignoire, en outre Bourbon-l'Archambault utilise les douches sous-marines avec bain à eau courante. Elle possède aussi des étuves spontanées comme Bourbonne-les-Bains.

3° Eaux indéterminées. — *Bains-les-Bains*, *Chaudes-Aigues*, *Lamalou*, *Néris*, *Plombières*, *Royat*, etc.

Action des eaux thermales. — Leur action est complexe; si elles ont un effet direct sur la cause locale (arthrite, sciatique, etc.), sur la lésion déterminante de l'impotence, elles agissent aussi sur elle d'une façon indirecte, médiate, par suite de leur action sur l'état général, sur la nutrition, sur le terrain. On ne peut guère séparer ces effets locaux et ces effets généraux et les eaux thermales sont donc ainsi un exemple de traitement mixte, à la fois direct et indirect, de l'impotence. Ce fait acquiert ici une certaine valeur puisque, comme nous le verrons, c'est d'après leurs effets généraux sur l'organisme que les eaux minérales ont des indications particulières à tels ou tels cas cliniques.

Voyons de plus près l'action des eaux :

Localement, elles produisent au début du traitement une réaction fluxionnaire, congestive, au niveau des articulations, avec augmentation des douleurs. Cette action « substitutive » est surtout marquée avec les eaux sulfureuses. Bientôt d'ailleurs elle s'atténue, les douleurs s'apaisent, les raideurs articulaires ou péri-articulaires s'améliorent progressivement et les membres récupèrent une grande partie de leur motilité.

L'action générale des eaux est : 1° soit une action sédative (eaux indéterminées) ; 2° soit une action tonique, stimulante, due à leurs effets sur les oxydations et les échanges organiques, sur les sécrétions, la phagocytose, etc. (eaux sulfureuses et chlorurées sodiques).

Leurs indications. — Outre les contre-indications tirées d'une lésion viscérale (cœur, vaisseaux, etc.) et dont nous n'avons pas à parler, il ne faudra pas envoyer aux eaux les malades qui ont eu une poussée aiguë trop récente. De même, chez ceux qui font facilement des phénomènes congestifs aigus au niveau de leurs articulations, la cure thermale sera souvent contre-indiquée.

A part les cas que nous venons de signaler, tous les autres types d'impotence par rhumatisme chronique tireront bénéfice des eaux thermales.

A. *Indications tirées de l'état général.* — Aux malades déprimés, anémiés, lymphatiques ou scrofuleux, seront indiquées les eaux sulfureuses ou chlorurées sodiques.

Aux malades nerveux, à réactions faciles, présentant des phénomènes d'excitation, on conseillera les eaux indéterminées.

B. *Indications tirées des lésions locales et de l'étiologie.* — En général dans les formes à poussées aiguës, douloureuses, il vaut mieux employer les eaux sédatives indéterminées.

Dans les formes torpides, où l'élément inflammatoire et douloureux a disparu, on s'adressera aux eaux sulfureuses.

Ceci étant vrai d'une façon générale, voyons maintenant les cas particuliers et commençons par les arthrites.

Dans les arthrites diathésiques, dans celles du rhumatisme goutteux, ce sont plutôt les eaux indéterminées à action sédative que l'on recommande (Néris, Plombières, etc.) car les malades ont souvent une excitabilité marquée. Cependant, les goutteux atones déprimés qui souffrent dans leurs nerfs, leurs muscles, ou dans les tissus qui avoisinent les articulations se trouveront bien du traitement interne et externe d'Aix-les-Bains.

Dans les arthrites infectieuses, les formes consécutives au rhumatisme franc sont extrêmement soulagées par les cures thermales et surtout par les eaux sulfureuses ou chlorurées sodiques. C'est le triomphe des étuves générales ou locales, s'il n'existe pas de complications viscérales.

Les formes blennorragique ou tuberculeuse seront justiciables, dans leurs premiers stades, des eaux indéterminées sédatives, sous forme de bains et de douches générales ou locales. Dans les cas plus anciens, les eaux sulfureuses ou chlorurées sodiques, combinées au massage, conviendront mieux.

Dans les formes tuberculeuses, on a préconisé aussi les eaux salées et les eaux arsenicales de la Bourboule.

Dans les arthrites déformantes, chez les malades qui ont de l'irritation méningo-spinale, ce sont les eaux sédatives qu'il faudra recommander. Dans les autres cas, où si souvent la nutrition est défaillante, on donnera la préférence aux eaux sulfureuses ou chlorurées sodiques.

Dans les spondyloses rhumatismales (V. les observations de Forestier), dans les lumbagos, les rhumatismes musculaires, les eaux sulfureuses associées au massage donnent les meilleurs résultats.

Passons maintenant aux *sciatiques rhumatismales :*

L'impotence due à cette affection est très améliorée par les eaux thermales auxquelles on associe généralement le massage (voir les observations de Françon, *Lyon Médical* 1893 ; de Blanc, thèse Paris, 1910 ; de Duvernay, *Lyon Médical* 1911, etc.).

Les stations les plus indiquées sont : Aix-les-Bains (douche-massage, bouillons et Berthollet), Barèges (bains et piscines), Bourbon-Lancy (bains et douche sous-marine), Bourbon-l'Archambault (bains et piscines).

Dans les formes très douloureuses, on s'abstiendra de massages pour donner seulement des bains d'eau chaude ou de vapeur. On pourra aussi employer, dans ce cas, la douche simple générale ou la douche-massage, sans agir au niveau de la cuisse malade. Les bons résultats obtenus sont alors dus à l'action générale sur la diathèse, le terrain, etc.

Dans les formes torpides, dans certaines sciatiques rhumatismales accompagnant le lumbago, il faut, au contraire, agir vigoureusement et employer le traitement local par le massage et les douches.

i) **Boues thermales.** — Ce traitement, que l'on doit placer à côté des eaux thermales, a depuis longtemps fait ses preuves dans les impotences rhumatismales (nous renvoyons, pour tous détails, à la thèse d'Andrieux, Paris, 1911).

Nous n'avons en vue ici que les boues naturelles, dont les plus connues sont celles de *Balaruc*, *Barbotan*, *Dax*, *Saint-Amand*, etc. Leur utilisation se fait en bains, en demi-bains et en applications locales.

Sans nous arrêter au mode d'action, fort complexe, des boues, nous envisagerons immédiatement leurs résultats :

Sur l'état général, elles n'ont pas l'action tonique de certaines eaux thermales ; par contre, elles ont des effets sédatifs marqués.

Sur les phénomènes locaux, leurs résultats principaux sont la sédation des douleurs et la « résolution » des lésions.

Indications. — *Dans les arthrites*, elles sont particulièrement indiquées dans les formes où les poussées aiguës sont facilement réveillées et où les eaux thermales ont parfois une action trop énergique.

D'après Ch. et L. Lavieille, les boues sont surtout utiles dans les cas où l'impotence est due à des contractures musculaires, à des rétractions tendineuses, avec tendance aux déviations segmentaires et aux ankyloses en mauvaise position.

Dans les rhumatismes fibreux, les myosites et *les synovites tendineuses*, on a souvent des améliorations.

Dans la sciatique rhumatismale, les boues donnent aussi de bons résultats et amènent une sédation rapide des douleurs.

j) **Traitement thermo-résineux.** — Ce traitement agit à la fois par les propriétés de la chaleur et par celles des fumigations des vapeurs résineuses du pin Mugho.

Des établissements spéciaux pour ce traitement existent à Beaumes-les-Bains, au Martouret (Drôme), à Martigny-les-Bains.

La chaleur des étuves où sont inhalées les vapeurs, agit au niveau des articulations malades ; elle agit encore sur l'état général par les sueurs abondantes qu'elle détermine. Quant aux vapeurs résineuses, leur absorption déterminerait une élimination considérable d'acide urique.

Il est difficile de donner actuellement des résultats et des indications précises sur cette méthode.

k) **Héliothérapie.** — L'héliothérapie qui a été essayée, de nos jours, dans le traitement de presque toutes les affections connues, peut donner des succès considérables dans la thérapeutique de l'impotence par rhumatisme chronique. Nous renvoyons, pour tous détails, aux travaux de Poncet et de ses élèves, aux thèses d'Armand et de Rivier (Lyon, 1911-1912) ; nous nous bornerons ici à étudier les effets et les indications de l'héliothérapie dans les affections rhumatismales chroniques.

C'est dans les diverses manifestations du rhumatisme chronique, qu'il s'agisse d'arthrites, de synovites, de rétractions aponévrotiques, etc., que l'héliothérapie, a été surtout préconisée. Les résultats ont été consignés par Revillet, Vidal, Reboul, Mouriquand, Jaubert, etc. On observe sous son influence une sédation des phénomènes douloureux, les lésions synoviales, articulaires ou non, régressent, les épanchements diminuent. Dans les cas d'arthrites, où l'impotence est due à une limitation des mouvements par épaississement capsulaire et ligamenteux, l'amélioration est encore plus nette ; les mouvements reparaissent, et l'on voit même certains cas d'ankylose fibreuse qui régressent considérablement.

L'héliothérapie est donc très indiquée dans la plupart des cas d'impotence par rhumatisme tuberculeux, quelle que soit la cause de cette impotence. Mais quand il s'agit d'une infection d'autre nature (blennorragie, etc.), ou dans les autres formes du rhumatisme chronique, quels sont ses résultats ? Il est difficile de répondre d'une façon précise à l'heure actuelle, en raison du petit nombre d'observations publiées. Cependant, on peut conclure que c'est un moyen à essayer dans toutes les impotences rhumatismales (sauf, bien entendu, contre-indication tirée de l'état général). On pourra obtenir des succès inespérés, et si l'héliothérapie, dans les cas anciens où il y a de graves lésions ostéo-cartilagineuses, semble devoir donner peu d'améliorations locales, son influence sur la nutrition générale du malade pourra souvent être des plus heureuses.

2° *Agents médicamenteux.*

De nombreux médicaments ont été proposés contre le rhumatisme chronique, mais aucun d'eux n'est véritablement spécifique et l'opinion de Charcot demeure exacte à savoir qu' « aucun médicament n'est capable, à lui seul, de guérir le rhumatisme chronique, et seule, la réunion des moyens hygiéniques et diététiques avec les premiers, est capable, en intervenant à propos, d'enrayer ou de modérer la marche de l'affection ».

Les agents médicamenteux sont donc des palliatifs, des adjuvants, mais il ne faut guère en attendre plus. Leur mode d'action est d'ailleurs extrêmement variable et, à ce point de vue, nous les diviserons en trois groupes : les résolutifs, les analgésiques, les sclérolysants (nous ne signalerons que les médicaments les plus classiques).

a) **Les résolutifs.** — On désigne ainsi un certain nombre de médicaments qui amènent une sédation des douleurs, font diminuer les phénomènes fluxionnaires et améliorent ainsi l'impotence par arthrite. Leur connaissance résulte uniquement de l'expérience clinique, car leur action intime reste mal connue. Peut-être sont-ce des modificateurs de l'état général et du terrain (pour Burnet, les iodures agissent en favorisant l'élimination de l'acide urique), peut-être ont-ils une action spécifique légère encore indéterminée? Quoi qu'il en soit, on doit se borner à enregistrer leurs résultats.

Les résolutifs les plus connus sont l'*iode* et les *iodures*.

La *teinture d'iode*, pour Lasègue, serait surtout indiquée dans le rhumatisme déformant.

Les *iodures*, le plus indiqué et le plus couramment employé est l'iodure de potassium. Cependant, on donnera la préférence à l'iodure de sodium chez les malades qui ont de l'hypertension et, en particulier, dans les cas de rhumatisme goutteux. L'iodure de lithine est parfois très efficace, et Teissier et Roque disent avoir vu un certain nombre de vieux rhumatisants cloués au lit depuis des années, recouvrer, après quinze à dix-huit mois de l'administration de ce sel, l'usage relatif de leurs membres.

Signalons que pour les auteurs anglais, en particulier pour Gordon, Odell, Garrod, Abrahams, etc., le *gaiacol* à l'intérieur serait très recommandable. Il causerait une diminution des douleurs et augmenterait la motilité articulaire.

A côté des iodures qui constituent le *traitement résolutif interne*, il faut faire place au *traitement résolutif externe.*

Celui-ci comprendra des méthodes telles que la *sudation locale*, que l'on peut réaliser par la pommade à la pilocarpine ou le coton au jaborandi. On a obtenu, par ce procédé, des améliorations dans les raideurs articulaires.

Teissier et Roque préconisent également le *dermatol* en applications locales. Leur élève Bonnard, après avoir publié plusieurs observations, conclut dans sa thèse : « Le dermatol possède une action certaine, palliative, sinon curative, dans les affections rhumatismales chroniques, en atténuant la douleur, en diminuant le volume de l'articulation et en permettant ainsi des mouvements plus étendus. »

b) **Les analgésiques.** — Ces médicaments visent avant tout à traiter l'impotence par douleur et la plupart d'entre eux n'ont qu'une action symptomatique. Ils peuvent être utilisés sous trois formes : à l'intérieur, en applications externes, en injections.

1° A L'INTÉRIEUR, on peut employer toute la gamme des analgésiques courants (opium, antipyrine, etc.) ; parmi eux, deux seulement nous arrêteront : le *salicylate de soude* et la *cryogénine.*

Le premier a une action quasi-spécifique et souvent très efficace sur les localisations chroniques, articulaires ou fibreuses, consécutives au rhumatisme aigu franc.

Quant à la cryogénine, elle a une action très heureuse sur le rhumatisme tuberculeux. Chatain (thèse de Lyon, 1904-1905), conclut à sa grande efficacité dans les arthralgies tuberculeuses où les douleurs cessent en un ou deux jours. Dans les arthrites, il en est de même ; de plus, sauf dans les cas trop anciens, l'état de la jointure s'améliore et les mouvements deviennent plus libres. Quant aux névralgies, elles sont également calmées, sauf s'il y a névrite concomitante, la cryogénine restant alors inefficace.

2° EN APPLICATIONS EXTERNES, on utilisera les *pommades* à l'acide salicylique; les *applications*, les *enveloppements* au salicylate de méthyle, à la térébenthine, etc.

Dans les sciatiques rhumatismales, les *pulvérisations de chlorure de méthyle* sont classiques et ont une action analgésique et révulsive des plus nettes.

3° EN INJECTIONS, les analgésiques ont été préconisés surtout contre les sciatiques et les arthrites rhumatismales.

Dans les sciatiques, c'est un procédé bien connu. On a utilisé les *injections sous-cutanées* de nitrate d'argent, de chloroforme, de cocaïne, de morphine, les *injections intra* et *extra-durales* (Achard, Marie et Guillain, etc.), ou encore *épidurales* (Sicard et Cathelin, Jaboulay, etc.) de cocaïne.

On peut rapprocher de ces injections médicamenteuses les injections de corps ou de substances qui ne sont pas analgésiques par elles-mêmes, mais qui calment les douleurs par le mécanisme de la destruction (alcool) ou de la distension (injections d'air, de sérum, etc.) des filets nerveux.

Nous n'insisterons pas sur tous ces procédés qui n'appartiennent pas en propre aux sciatiques rhumatismales.

Dans les arthrites, les injections para-articulaires de salicylate de soude ont été essayées (Bouchard) et Mlle Rosenthal (thèse, Paris, 1910) a étudié les résultats obtenus.

L'action est favorable dans les arthrites consécutives au rhumatisme articulaire aigu, mais les plus sérieuses améliorations ont été obtenues dans les arthrites blennorragiques (Jacquet et Lezary) : non seulement les douleurs cessent, mais les raideurs diminuent et, souvent, l'ankylose complète peut être évitée (voir les observations de Rosenthal, Teulière, Jacquet et Lézary).

Dans la talalgie, les injections de salicylate de soude ont donné des succès à Teulière. Les douleurs ont rapidement cessé et la marche est redevenue possible.

c) **Les sclérolysants.** — On a essayé de lutter contre l'impotence due aux localisations rhumatismales chroniques sur le tissu fibreux à l'aide d'agents médicamenteux sclérolysants dont le principal est la fibrolysine. C'est là un traitement purement symptomatique.

Fibrolysine. — La fibrolysine a été employée dans le rhumatisme chronique pour combattre les impotences dues aux rétractions des tissus fibreux ; elle a été surtout utilisée contre les ankyloses fibreuses par arthrite ou périarthrite. Mais les résultats publiés par les divers auteurs ne concordent guère. Gara, Bannatyne auraient obtenu de véritables succès; Goussef, Stern, Charteris, etc., ont eu, au contraire, des échecs dans des cas comparables. Dans sa thèse récente, Bénasson publie deux observations de malades traités par la fibrolysine. Il conclut que la méthode agit d'une façon vraiment active sur les formes ankylosantes du rhumatisme blennorragique, mais qu'il faut la compléter par le massage ou d'autres procédés du même ordre.

Il est difficile actuellement de formuler des conclusions nettes et de poser des indications précises. Cependant, dans les cas rebelles, où d'autres médications auront échoué, on sera autorisé à employer la fibrolysine contre les impotences d'origine fibreuse, quelle que soit la nature de l'infection originelle (blennorragie, rhumatisme vrai, etc.). Les arthrites rhumatismales chroniques (Herczel, Salfeld, Franck, Rohmer, Bannatyne), la polyarthrite chronique progressive (Scharolow), la rétraction de l'aponévrose palmaire (Riese, Heisch, Lawrie, Fiori, Strong, Tubby, etc.) seront particulièrement justiciables de cette thérapeutique.

3° Traitement chirurgical.

D'une façon générale, le traitement chirurgical de l'impotence par affections rhumatismales chroniques sera réservé aux cas où le traitement médical aura échoué. Il sera donc surtout indiqué dans les formes anciennes où l'on n'espère plus une évolution favorable des lésions et où les désordres anatomiques paraissent définitifs.

Nous diviserons la question en trois parties : 1° traitement des arthrites ; 2° traitement des lésions fibreuses ; 3° traitement des névralgies ou névrites.

a) **Traitement des arthrites**. — Dans le traitement des arthrites, l'intervention peut être palliative, curative ou purement orthopédique.

1° L'INTERVENTION PALLIATIVE vise uniquement l'amélioration de certains symptômes articulaires.

Pour diminuer les frottements dans certaines arthrites déformantes, on a proposé l'injection d'un corps gras dans la jointure (Elter, Delagenière, Rüdinger). On a utilisé l'huile iodoformée (Elter), la vaseline (Delagenière, Buedinger, etc.). Les résultats ont été inconstants ; cependant Dujarier estime qu'en raison de son innocuité ce traitement pourra être essayé dans les cas de frottements intenses.

2° L'INTERVENTION CURATIVE sera dirigée contre l'arthrite elle-même et visera la guérison radicale des lésions.

Dans quelles conditions sera-t-on amené à discuter l'opportunité d'une pareille intervention ?

Il faudra que l'arthrite ait résisté aux divers moyens médicaux mis en œuvre avec patience pendant plusieurs années. Il faudra encore qu'il s'agisse d'une forme de préférence mono ou oligo-articulaire. Nous ne parlons pas des contre-indications qui pourraient être tirées de l'état général.

Ceci étant bien établi, voyons dans quelles formes d'arthrites l'intervention pourra rendre des services :

Dans les arthrites simples et plastiques, elle n'est généralement pas indiquée, les lésions étant modifiables par elles-mêmes.

Reste donc le rhumatisme déformant avec ses deux types mono et polyarticulaire (voir les résultats dans les observations de Collinson, Southam, Tubby, Lejars, etc.).

A. *Le type monoarticulaire*, en raison de sa limitation, résume à lui seul presque toutes les indications du traitement chirurgical. Quelles sont les interventions que l'on peut proposer ?

a) *L'arthrotomie* avec résection des plaques de blindage, synovectomies plus ou moins complètes, ablation de corps étrangers, etc. Cette opération, malgré quelques succès (cas de Tubby, de Müller, de Weyprecht, cas de Lejars), est généralement peu indiquée. Pour Dujarier, elle ne serait justifiée que dans les cas de corps étrangers articulaires. Pour Lejars, Tubby, il faut en attendre mieux et, si elle donne des résultats satisfaisants, surtout dans les arthrites jeunes ou restées jeunes, sans déformations osseuses ni dislocations articulaires, elle peut encore améliorer l'impotence dans les arthrites avancées avec graves lésions ostéo-cartilagineuses.

b) *La résection* est surtout indiquée dans ces arthrites avancées dont nous venons de parler.

Pour la hanche *(morbus coxæ senilis)*, Lejars a pu réunir 25 cas de résection avec 2 morts, 2 récidives rapides et complètes, 5 bons résultats. Dans les 16 autres cas, le résultat a été variable, mais en général médiocre. Les phénomènes douloureux sont toujours améliorés et même guéris; quant au fonctionnement de la jointure, il reste imparfait, mais étant donné qu'avant la résection les malades étaient complètement infirmes, ce bénéfice opératoire relatif suffit, d'après Lejars, à justifier l'intervention.

Pour le genou, quand l'ankylose est obtenue, le résultat est parfait; quand elle fait défaut, le résultat serait déplorable, d'après Dujarier; il resterait satisfaisant, d'après Lejars.

Pour l'épaule et le coude, les effets de la résection ont été très variables, mais, en général, on peut conclure, comme pour la hanche : l'intervention fait cesser les douleurs, mais laisse un fonctionnement ultérieur médiocre.

Pour les petites jointures, les résultats de la résection, étudiés par Elter, seraient en général favorables. Pour des arthrites de l'articulation métatarso-phalangienne du gros orteil, de la métacarpo-phalangienne du pouce, de l'articulation de Chopart, de la temporo-maxillaire (Lunn), on a obtenu des bénéfices encourageants.

D'une façon générale, dans les résections pour monoarthrite déformante, les résultats les plus avantageux ont été obtenus chez les sujets relativement jeunes. Quelle est la durée de l'amélioration ou même de la pseudo-guérison? Lejars est d'avis qu'on ne peut conclure d'après le petit nombre de cas observés, mais, ajoute-t-il, « il paraît bien que la récidive, non seulement n'ait rien de fatal, mais ne survienne à aucune date, dans un certain nombre de cas. »

B. *Le type polyarticulaire*, en raison de la multiplicité des lésions, du terrain, de sa marche souvent progressive, est tout à fait défavorable à l'intervention chirurgicale. Cependant, dans certains cas, on peut avoir en quelque sorte la main forcée, par exemple, quand les douleurs ou les lésions prédominent sur une articulation. Que pourra-t-on tenter? Muller a publié trois cas de résection, Lejars un, mais ce sont plutôt alors des résections orthopédiques pour corriger des déviations segmentaires.

3° L'INTERVENTION ORTHOPÉDIQUE pour redresser des déviations segmentaires sera beaucoup plus souvent indiquée dans les arthrites rhumatismales chroniques. Elle sera dirigée contre les ankyloses en mauvaise position, suites d'arthrites ou de périarthrites.

Quelle opération préconiser? On s'adressera soit aux interventions articulaires, la résection, par exemple, soit aux interventions à distance : ostéotomies correctrices, etc. Ailleurs, on pourra se contenter du redressement progressif, précédé au besoin de sections tendineuses ou aponévrotiques.

Nous ne nous lancerons pas dans des indications précises ; elles varient avec chaque cas. Nous dirons seulement que l'on aura surtout à intervenir dans les rhumatismes infectieux et déformants.

Dans les rhumatismes infectieux, on aura surtout à traiter des ankyloses blennorragiques ou tuberculeuses. La résection est alors une opération excellente.

Dans les rhumatismes déformants, on aura à redresser des membres déviés. Lejars a fait une résection dans un cas de polyarthrite déformante pour redresser un genou fléchi. Quand les déformations osseuses ne constituent pas le principal obstacle au redressement, on peut recourir aux sections tendineuses ou aponévrotiques. A condition de le pratiquer sans violence, le redressement n'est suivi d'aucun accident, même dans les foyers d'arthrite déformante en pleine activité. Lejars en cite plusieurs exemples.

b) **Traitement des lésions fibreuses.** — L'impotence par lésions fibreuses résulte de pseudo-ankyloses ou de déviations segmentaires et sera justiciable, dans certains cas, des moyens chirurgicaux. On utilisera les sections tendineuses ou aponévrotiques, les aponévrectomies, les redressements forcés, etc.

Ici encore, ce seront les formes localisées qui bénéficieront surtout de l'intervention, en particulier les rétractions des aponévroses palmaires ou plantaires.

Signalons que, contre la rétraction de l'aponévrose palmaire, Tubby a récemment (Congrès de Londres, 1913) préconisé l'aponévrectomie combinée à l'action de la fibrolysine versée dans la plaie opératoire et injectée autour de la zone disséquée.

c) **Traitement des névralgies ou névrites.** — Contre la sciatique en particulier on a préconisé le traitement chirurgical dans les cas rebelles. Nous ne ferons que signaler les interventions telles que le hersage du sciatique (Delagenière et Gérard-Marchand), l'élongation, etc. Tubby a vu des ostéophytes comprimant le nerf, auquel cas une intervention appropriée serait à essayer.

II. — LES MOYENS INDIRECTS

Nous arrivons maintenant aux procédés qui visent non plus le traitement immédiat de la lésion qui cause l'impotence, mais qui sont dirigés contre les facteurs étiologiques du rhumatisme et contre le terrain sur lequel il évolue. Nous diviserons ce chapitre en deux parties : traitement étiologique et traitement de l'état général.

1° *Traitement étiologique.*

Le but sera ici d'agir sur la cause essentielle, déterminante des accidents rhumatismaux. Ceux-ci peuvent être primitifs, infectieux ou toxiques.

a) **Contre le rhumatisme primitif.** — Il y a évidemment peu de ressources. Nous signalerons cependant que Teissier et Roque, conformément à leur théorie de la trophonévrose, conseillent la révulsion sur le rachis à l'aide de pointes de feu.

Latham, Midelton, Armstrong, conseillent l'application de vésicatoires le long de la colonne vertébrale.

b) **Contre les rhumatismes infectieux** on utilisera le traitement spécifique de l'infection en cause.

Sans parler du salicylate de soude qui pourrait être considéré comme spécifique dans les cas consécutifs au rhumatisme aigu franc, nous bornerons notre étude au traitement étiologique du rhumatisme blennorragique et du rhumatisme tuberculeux.

1° *Dans l'impotence du rhumatisme blennorragique* (quelle que soit sa cause : arthrite, synovite, etc.), on pourra essayer les *vaccins de Wright.* La question est encore toute récente et les résultats peu connus. Dans les arthrites aiguës ou subaiguës, Mainini, Jarvis, Bristow, Eyre et Stewart, Trons, Bannatyne et Lindsay, Dieulafoy, Müller, Jack, ont rapporté des cas favorables où l'impotence (et en particulier les phénomènes douloureux) avait été très améliorée.

Dans les arthrites chroniques, les observations sont moins nombreuses ; cependant Rufus Cole et Meakins disent qu'ils ont eu plus de succès dans les cas d'arthrites chroniques que dans les cas d'arthrites aiguës. D'autre part, Bonnamour a rapporté deux cas de polyarthrite chronique, dont une avec talalgie, qui ont été guéris par les vaccins de Wright après échec des autres traitements. Mac Oscar publie une amélioration d'un cas d'arthrite chronique ; il dit avoir traité beaucoup de rhumatismes blennorragiques par les eaux thermales, l'électricité, le massage, etc., mais qu'en aucun cas les effets n'ont été aussi satisfaisants que par l'usage des vaccins. Par contre, dans une de nos observations (obs. XI), la méthode ne semble pas avoir donné de résultats appréciables.

En se basant sur les analogies du méningocoque et du gonocoque, Pissavy et Chauvet, Ramon et Chiray,

Moscou, etc., ont eu l'idée de traiter les arthrites blennorragiques par le *sérum antiméningococcique* de Flexner.

Les résultats ont été bons : cessation des douleurs, pas d'ankyloses consécutives, etc., mais il s'agissait presque toujours de formes aiguës. D'autre part, Bénasson conclut, dans sa thèse, que la méthode agit d'autant mieux qu'elle est pratiquée plus près du début des accidents articulaires. Il semblerait donc qu'elle n'ait guère de valeur dans les cas chroniques. Cette affirmation est peut-être trop précoce, car nous n'avons retrouvé qu'une observation de rhumatisme chronique (obs. IV de Ramon et Chiray) où elle ait été essayée.

2° *Dans l'impotence du rhumatisme tuberculeux*, le traitement spécifique, d'après Poncet et Leriche, doit toujours être essayé.

On utilisera les *corps immunisants* de Spengler ou *les tuberculines*. Dans les lésions fibreuses, la tuberculine serait l'agent de choix, alors que dans les manifestations congestives il vaudrait mieux recourir aux IK (Poncet et Leriche).

Hollos rapporte trois cas de polyarthrite tuberculeuse dont l'impotence fut améliorée par les IK ; son élève, Julius Biro, aurait eu huit cas de polyarthrite chronique grave et déformante complètement guéris par cette thérapeutique.

Contre l'impotence des rhumatismes infectieux autres que la blennorragie ou la tuberculose, on pourra de même essayer un traitement spécifique, mais la question est encore peu avancée. Nous signalerons seulement les résultats suivants :

Rosenthal a rapporté deux observations de rhumatisme chronique consécutif au rhumatisme articulaire aigu améliorés par le sérum antirhumatismal.

Menzer a publié un cas de rhumatisme chronique consécutif au rhumatisme articulaire aigu traité par le sérum antistreptococcique. Les douleurs et les ankyloses furent très heureusement influencées.

c) **Contre les rhumatismes toxiques** le traitement étiologique consistera de même à lutter contre la cause ou les causes d'intoxication que l'on peut incriminer.

S'il s'agit d'une maladie ou d'un trouble fonctionnel d'un organe quelconque, il faudra employer le traitement qui convient (rhumatisme digestif, biliaire, rénal, pulmonaire, etc.).

S'il y a auto-intoxication par insuffisance des organes d'élimination, par dyscrasie urique, etc., on instituera une hygiène et une diététique appropriées.

Dans certains cas enfin, l'auto-intoxication peut résulter de l'insuffisance des glandes à sécrétion interne dont le rôle est de neutraliser certains poisons de l'organisme. L'*opothérapie* peut alors rendre des services. Ses résultats ne sont bien connus qu'en ce qui concerne le corps thyroïde ; aussi les lignes qui vont suivre seront uniquement consacrées au traitement thyroïdien des rhumatismes chroniques.

Traitement thyroïdien. — Bien connu surtout depuis les travaux de Parhon et Papinian, Souques, Léopold Lévi et H. de Rotschild, le traitement thyroïdien du rhumatisme chronique a donné maintes fois d'heureux résultats dans le traitement de l'impotence. On trouvera, dans le *Journal Médical Français*, 1912 (p. 200), un excellent article de M. Lévi, mettant au point la question. Nous avons puisé, dans cet article, les notions qui nous intéressaient plus directement, c'est-à-dire les indications de la médication thyroïdienne et ses résultats dans les diverses impotences par arthrites rhumatismales chroniques.

INDICATIONS. — 1° *Tirées de l'état général :*

Quel que soit l'âge du malade, on soumettra au traitement thyroïdien les rhumatisants qui présentent des signes d'insuffisance thyroïdienne, même lorsque ceux-ci sont très atténués. Si la forme du rhumatisme est bénigne, il faudra agir de même pour prévenir toute aggravation. Il y a donc intérêt à commencer le traitement thyroïdien le plus tôt possible.

2° *Tirées de la forme du rhumatisme chronique :*

Toutes les formes du rhumatisme chronique sont justiciables du traitement thyroïdien, qu'il s'agisse de rhumatisme goutteux, de rhumatisme infectieux ou trophonévrotique.

3° *Tirées des lésions rhumatismales :*

Toutes les manifestations rhumatismales chroniques sont justiciables de la médication thyroïdienne, qu'il s'agisse de rhumatisme musculaire ou articulaire. Dans ce dernier cas, on pourra l'utiliser quelle que soit la forme de l'arthrite ; simple, déformante, ankylosante, etc. On voit donc que toutes les variétés d'impotences rhumatismales peuvent être améliorées par cette méthode.

Contre-indications. — Lévi en signale trois principales :

1° Le tempérament thyroïdien du malade ;

2° Les poussées articulaires ;

3° Certaines conditions étiologiques.

Dans ce dernier groupe, il faut signaler la tuberculose ; bien qu'on ait souvent de bons résultats avec la médication thyroïdienne dans le rhumatisme tuberculeux (Souques et Cawadias), il faut toujours être prudent dans son administration, pour éviter tout réveil aigu de la bacillose.

La même circonspection est à recommander chez les vieillards, les cachectiques, les cardiaques, etc.

Resultats obtenus. — 1° *Dans les arthrites :*

La médication thyroïdienne améliore les douleurs, les œdèmes périarticulaires, les déviations segmentaires, les ankyloses à condition qu'elles ne soient pas absolues et qu'elles portent sur de petites et de moyennes articulations (doigts, poignets, cou-de-pied et parfois coudes).

2° *Dans les lésions fibreuses*, en particulier dans la rétraction de l'aponévrose palmaire, Lévi a constaté d'heureux résultats par le traitement thyroïdien.

En résumé, on peut obtenir de bons effets dans les diverses variétés d'impotences rhumatismales chroniques, qu'il s'agisse d'impotence par douleur, par lésions articulaires, par lésions fibreuses, etc. Seules sont réfractaires les ankyloses des grosses articulations, les rétractions très accusées, les déformations osseuses très marquées et anciennes.

A côté de la médication thyroïdienne, on peut, partant du même principe pathogénique, employer l'opothérapie ovarienne, surrénale, testiculaire, hypophysaire, etc., dans les cas où elles sembleront indiquées. Nous n'insisterons pas sur cette question, car on n'a pas encore fourni de résultats précis et assez nombreux sur les modifications de l'impotence en pareil cas. Disons toutefois que Nathan aurait obtenu de bons résultats par l'extrait de thymus essayé chez cent quatre-vingt-six malades.

2° Traitement de l'état général.

Nous avons dit que l'amélioration du terrain sur lequel évoluent les manifestations rhumatismales chroniques pouvait influencer très heureusement l'impotence. Cette répercussion de l'état général sur l'état local est encore obscure dans son mécanisme ; elle n'en existe pas moins et nous devons l'étudier. Cependant, comme il ne s'agit là que d'un traitement bien indirect de l'impotence, nous serons bref et nous nous bornerons à schématiser les faits essentiels.

Au point de vue du terrain, les rhumatisants chroniques peuvent être divisés en deux grandes classes :

1° Les uns sont des débilités, des cachectiques, ayant du ralentissement de la nutrition ; ils ont eu habituellement une hygiène défectueuse et appartiennent à la classe pauvre. Ce sont eux qui ont fait appeler le rhumatisme chronique « la goutte de l'indigence ».

2° Les autres sont des dyscrasiques, des auto-intoxiqués, des uricémiques, souvent obèses. On les qualifie souvent d'arthritiques, de goutteux. Ils représentent le terrain « riche ».

Le traitement général du rhumatisant chronique consistera à modifier ces deux grandes variétés de terrain. On y parviendra par l'hygiène, la diététique, les agents médicamenteux, la physiothérapie.

a) **Hygiène**. — Le traitement hygiénique est à peu près le même pour les deux types de malades auxquels on peut avoir affaire.

Il faudra tout d'abord recommander une *habitation* saine, non humide, convenablement ensoleillée. On choisira un *climat* chaud ; la mer conviendra souvent aux rhumatismes tuberculeux.

Il faudra favoriser le fonctionnement de la peau par des *frictions alcooliques*, des *massages généraux*. L'*hydrothérapie* sera très indiquée sous forme de douches tièdes générales, prises quotidiennement.

Un *exercice* modéré sera très salutaire. Enfin le malade devra porter des *vêtements* de laine.

b) **Diététique**. — Tous les auteurs insistent sur son importance. Nous distinguerons deux cas :

1° Chez les malades débilités, à terrain appauvri, on conseillera la *suralimentation*, ou tout au moins une alimentation substantielle. Il ne faudra cependant pas oublier que ces malades, surtout ceux qui ont des arthrites déformantes, présentent souvent des troubles digestifs (Laumonier) dont il faudra tenir compte dans l'institution du régime.

C'est avec raison que Mc Crae, Michael G.-Foster,

conseillent de traiter cette classe de rhumatisants comme des tuberculeux.

2° Chez les arthritiques à terrain « riche », on conseillera le régime des goutteux et des autres intoxiqués, sur lequel nous n'avons pas à insister ici.

A signaler que Tubby vante le lait fermenté, surtout chez les jeunes, dans la forme aiguë et polyarticulaire.

c) **Agents médicamenteux.** — Là encore il faut distinguer les deux grands terrains du rhumatisme chronique.

1° L'*organisme est débilité* (comme dans le rhumatisme déformant, dans le rhumatisme tuberculeux, etc.). L'indication est alors de tonifier, de stimuler la nutrition générale. Dans ce but, on utilisera l'*huile de foie de morue* qui fait parfois merveille (Besnier). Plusieurs de nos malades reconnaissaient spontanément les bénéfices qu'ils en avaient retirés.

Moins utiles, mais à retenir cependant, sont le *fer*, le *quinquina*, etc.

L'*arsenic* et le *phosphore* sont également d'un emploi classique. Mais pour Lévi ces médicaments, comme d'ailleurs l'iode, agissent par l'intermédiaire de la glande thyroïde et méritent le nom de médication méta-thyroïdienne.

Jones recommande l'administration de la quinine.

Disons enfin que si les uns (J. Renaut, A. Robin) préconisent la recalcification, les autres (Claisse, Loeper et Gouraud, Hirschberg) soutiennent, au contraire, la médication décalcifiante.

2° *L'organisme est auto-intoxiqué* (il s'agit surtout alors de rhumatisme goutteux, chez des artérioscléreux à dépuration rénale insuffisante).

On utilisera dans ce cas l'iodure de sodium et les alcalins (bicarbonate de soude), la médication antiuricémique (sels de lithine).

d) **Physiothérapie.** — Les agents physiques, qui ont une telle importance dans le traitement direct des lésions rhumatismales, reparaissent ici et ont également, comme modificateurs du terrain, un rôle primordial.

1° Le *traitement hydro-minéral* associé au massage (douche-massage, etc.), agit puissamment sur l'état général ; nous avons déjà vu que le problème des indications dans le traitement thermal du rhumatisme chronique était dominé par l'état général du malade. Nous n'y reviendrons pas ici, et nous nous contenterons de rappeler que les eaux chlorurées sodiques et les sulfureuses ont une action tonique, stimulante, convenant aux déprimés, aux débilités, aux ralentis de la nutrition ; les eaux indéterminées ont, au contraire, une action sédative.

Les bains généraux de vapeur ont une action puissante sur les fonctions éliminatrices de la peau, et contribuent à la désintoxication de l'organisme.

C'est ici le lieu de signaler les *cures de diurèse* qui conviendront aux malades à élimination rénale défaillante.

2° *L'électrothérapie* est utile pour modifier l'état général des rhumatisants chroniques. Elle agit en stimulant la nutrition, en la régularisant, en activant les échanges, en facilitant d'autre part l'élimination de certains poisons.

On utilisera :

Le *bain statique* (Vigouroux).

Le *courant de haute fréquence* (à l'aide de la cage d'auto-conduction ou du lit condensateur);

L'*exercice musculaire électriquement provoqué et généralisé* (méthode de Bergonié).

Cette dernière méthode convient particulièrement aux auto-intoxiqués, les deux premières aux débilités.

3° La *radiumthérapie* a une action certaine sur l'élimination de l'acide urique (Gudzent, Lowenthal, etc.) d'où son utilité pour modifier le terrain goutteux.

4° La *thalassothérapie* a été mise également en honneur. L'hydrothérapie marine chaude donne de bons résultats chez tous les sujets qui ont du ralentisse ment de la nutrition avec dépression générale (Bagot, thèse Paris, 1912).

5° La *climatothérapie* a sur l'état général l'importance que l'on sait et tout rhumatisant pourra retirer les plus grands bénéfices d'un séjour dans tel ou tel climat (stimulant ou sédatif) approprié à son organisme.

B. — LES INDICATIONS

Nous venons de passer en revue les diverses ressources de la thérapeutique contre l'impotence des affections rhumatismales chroniques et, chemin faisant, nous avons précisé les indications de chacun des multiples traitements. Mais il nous semble nécessaire de donner une vue d'ensemble de la question et d'en faire une courte étude critique. Parmi les divers procédés thérapeutiques, nous avons suffisamment précisé, semble-t-il, les indications du traitement général et celles du traitement étiologique. Reste le traitement direct. Nous avons vu dans quelles conditions on aura recours au traitement chirurgical et seul le traitement médical nous retiendra quelque peu.

Il comprend des agents médicamenteux et des agents physiques. Les premiers n'ont qu'une efficacité relative, ils constituent surtout un traitement symptomatique et ne jouent guère qu'un rôle adjuvant. Les agents physiques occupent, au contraire, une place des plus importantes et constituent le véritable traitement de l'impotence rhumatismale. La difficulté est de faire un choix parmi tous ceux qu'on a proposés ! Tous ont-ils la même valeur, les mêmes indications ? Voilà ce que nous allons tâcher de préciser.

Il est certain que les agents physiques n'ont pas tous la même efficacité. La révulsion, le massage, la mécanothérapie sont plutôt des adjuvants destinés à agir sur l'élément douleur, sur la nutrition des tissus, à prévenir l'ankylose, etc. ; à eux seuls, ils ne sauraient constituer le traitement d'une impotence invétérée. La radiothérapie est encore peu connue dans ses effets ; elle a donné des échecs. L'air chaud, l'héliothérapie ont donné des résultats ; ils agissent sur la douleur, sur les raideurs articulaires, mais ne donnent pas entière satisfaction : ils constituent surtout un traitement local. Restent donc la radiumthérapie, l'électricité et les eaux thermales. La première de ces trois méthodes a donné de bons résultats, mais elle reste d'un emploi peu courant; l'électricité rend de grands services et peut constituer un traitement complet local et général; cependant, ce sont les eaux thermales qui l'emportent. A l'action locale de l'eau viennent s'ajouter celles des méthodes annexes, telles que le massage, la mécanothérapie; l'action générale de l'hydrothérapie est complétée par celle du massage général, de l'héliothérapie, procédés faciles à réaliser dans les stations thermales. Faut-il ajouter l'action du climat, l'influence physique et morale du changement d'air, etc? C'est donc aux cures thermales qu'il faudra donner la préférence dans tous les cas où l'impotence est ancienne et tant soit peu rebelle ; l'électrothérapie et la radiumthérapie viennent immédiatement après par ordre d'efficacité.

Pour préciser encore les indications thérapeutiques, nous allons aborder le problème d'une autre façon et nous demander, en présence des divers types d'impotence, quel traitement conviendra le mieux.

1° *Impotence par douleur* (sciatique, par exemple). — On essayera d'abord la révulsion, les analgésiques locaux, le massage, etc. En cas d'échec, on s'adressera à l'électrisation ou à la cure thermale. Celle-ci est particulièrement indiquée dans les sciatiques goutteuses, blennorragiques ou syphilitiques.

2° *Impotence du type musculaire* (torticolis, lumbago). — Le traitement sera à peu près identique, mais ici le massage et l'hydrothérapie rendent des services dont il faudra se souvenir.

3° *Impotence du type fibreux.* — Au début : révulsion, air chaud, électrisation. Ne pas oublier les bénéfices que peut donner la fibrolysine. Plus tard, si le traitement médical reste sans effets, recourir au traitement chirurgical.

4° *Impotence du type articulaire.* — Il y aura d'abord un traitement commun à toutes les variétés d'arthrites :

Contre l'atrophie musculaire, on luttera par le massage, la mobilisation, l'électrisation.

Contre les raideurs et la tendance à l'ankylose, on emploiera surtout la mobilisation passive, la mécanothérapie, l'air chaud, etc.

Le traitement particulier à la variété d'arthrite en cause peut être schématisé ainsi :

Arthrites déformantes primitives. — Révulsion sur la colonne vertébrale. Traitement de l'état général, amélioration de la nutrition (Electricité. Climat). Eaux thermales.

Arthrites infectieuses. — Révulsion locale. Electrisation. Air chaud. Injections para-articulaires. Radium. Eaux thermales.

Si la tendance à l'ankylose est marquée : fibrolysine, boues thermales, etc.

Dans les ankyloses osseuses en mauvaise position : traitement chirurgical.

Ne pas négliger le traitement spécifique de l'infection en cause (tuberculose, etc.).

Arthrites d'origine toxique. — Traiter, avant tout, l'état général et le terrain (régime, hygiène, etc.), massages généraux, cure thermale (bains de vapeur), radiumthérapie.

C. — LES RÉSULTATS

Nous avons signalé antérieurement les résultats de chaque méthode thérapeutique, nous devons nous demander maintenant ce qu'on peut attendre du traitement en général, considéré dans son ensemble, et non plus dans tel ou tel de ses procédés particuliers.

Le problème est difficile car, dans les observations, les auteurs n'indiquent pas, d'une façon assez précise, le type de l'impotence ou les lésions anatomiques exactes ; les résultats du traitement ne sont pas consignés avec assez de détails et les malades ne sont pas suivis assez longtemps. Néanmoins, nous tâcherons de donner une idée de la question, et, passant en revue les divers types d'impotence, nous verrons, à propos de chacun d'eux, ce qu'on peut attendre de la thérapeutique.

1° Dans l'impotence par douleur seule (c'est-à-dire dans les diverses algies, dans la sciatique, etc.), le traitement donne des résultats plus ou moins rapides, suivant l'ancienneté du cas, mais ces résultats sont satisfaisants dans leur ensemble et les échecs sont rares.

2° Dans l'impotence du type musculaire (torticolis et lumbago, par exemple ; synovites tendineuses), on put conclure de même, et dire que la guérison est à peu près la règle.

3° Dans l'impotence du type fibreux (rétractions aponévrotiques), les résultats sont plus complexes à évaluer. Il faut distinguer deux cas :

a) On a affaire à des lésions relativement récentes, encore « inflammatoires », encore « tièdes ». Dans ce cas, la thérapeutique semble « mordre », semble avoir prise chez beaucoup de malades et on peut espérer un heureux résultat, c'est-à-dire une diminution des rétractions fibro-aponévrotiques, sinon leur disparition complète.

b) On a affaire à des lésions anciennes, « froides »: ayant cessé, semble-t-il, d'évoluer. Dans ce cas, le traitement a bien peu d'action et donne presque toujours des échecs.

4° Dans l'impotence du type articulaire. — Le problème des résultats atteint son maximum de difficulté. Il faut, pour le résoudre, envisager chaque forme anatomique d'arthrite.

a) Les arthrites simples, c'est-à-dire celles ou les lésions prédominent sur la synoviale, sans toucher les os et les cartilages, sans subir l'évolution plastique, sont heureusement influencées par le traitement. Douleurs et raideurs disparaissent et permettent le retour du fonctionnement articulaire normal dans un délai variable.

b) Les arthrites plastiques, c'est-à-dire celles qui sont caractérisées par l'atteinte marquée de la synoviale et des ligaments, les exsudats intraarticulaires et leur tendance manifeste vers l'ankylose, réagissent d'une façon très variable à la thérapeutique. Cela se conçoit aisément, car ces arthrites sont, pour ainsi dire, en évolution permanente.

Dans leurs premières phases, à leur stade encore subaigu, les résultats du traitement sont bons et les lésions se laissent facilement influencer. On peut souvent éviter l'ankylose.

Quand celle-ci est réalisée, c'est-à-dire dans les cas plus anciens, la thérapeutique donne des résultats très différents et qu'on ne peut en général prévoir. Cependant les choses se passent habituellement ainsi :

1° Certaines formes sont surtout « phlegmasiques », sujettes aux variations, aux poussées aiguës ; les lésions y sont surtout périarticulaires et prédominent sur les tissus mous (synoviale et tissu cellulaire) de l'articulation. Celles-ci donnent assez souvent des résultats favorables.

2° D'autres formes sont plutôt « froides », évoluent progressivement, sans douleurs ; les lésions y sont surtout fibreuses, scléreuses. On n'a alors que des résultats partiels (amélioration des mouvements), et encore sont-ils loin d'être la règle.

c) Les arthrites déformantes sont plus ou moins modifiées suivant leur type anatomique.

Dans le type fibreux où les déformations sont dues à l'épaississement des parties molles articulaires et périarticulaires et, en particulier, à la phlegmasie des tissus fibreux ligamentaires et capsulaires, on peut obtenir des résultats favorables si le cas n'est pas trop ancien. L'amélioration peut être à la fois anatomique (diminution ou disparition des déformations) et fonctionnelle (disparition des raideurs).

Dans le type par luxation où les déformations résultent d'un déplacement articulaire par rétractions fibreuses ou contractures musculaires, le pronostic est plus sombre : on ne peut espérer que de légères améliorations fonctionnelles dans les cas récents.

Dans le type osseux, la forme « progressive » est absolument rebelle à tout traitement.

La forme « non progressive » est moins sombre, mais là encore il faut distinguer deux cas :

1° Si les lésions ostéo-cartilagineuses sont du type hypertrophique (où les épaississements osseux prédominent sur les lésions proprement articulaires), on obtient des améliorations fonctionnelles plus ou moins marquées, mais les déformations ne sont pas modifiées.

2° Si les lésions ostéo-cartilagineuses sont du type destructif (où les désordres articulaires prédominent), le traitement ne donne aucun résultat.

Pour terminer ce chapitre du traitement, nous dirons que les résultats varient aussi suivant la forme étiologique du rhumatisme. Si, dans les arthrites déformantes primitives, la thérapeutique échoue presque toujours, elle donne en général d'heureux résultats dans les rhumatismes goutteux ou autotoxiques. Les rhumatismes infectieux occupent une place intermédiaire et sont influencés diversement suivant leur nature, les lésions consécutives au rhumatisme franc étant, en général, plus favorablement modifiées que celles d'origine blennorragique ou tuberculeuse.

OBSERVATIONS

I. — OBSERVATIONS INÉDITES[1]

OBSERVATION I

(Due à l'obligeance de M. le Dr Cade).

Polyarthrite déformante vraisemblablement tuberculeuse. — Début à dix-neuf ans. — Depuis une dizaine d'années, amélioration progressive de l'impotence. — Bons effets de la cure thermale.

D... Sophie, domestique.

Antécédents héréditaires. — Père mort tuberculeux. Mère morte de cardiopathie. Une sœur et un frère bien portants. Une sœur atteinte de tuberculose pulmonaire. Six frères ou sœurs morts en bas âge.

Antécédents personnels. — Adénites cervicales dans l'enfance. Réglée à quatorze ans régulièrement. N'a pas eu d'enfants. Pas de syphilis. Pas de pertes blanches.

A dix-neuf ans, *attaque de rhumatisme articulaire aigu*, avec brusquement fièvre intense et douleurs articulaires. Ces douleurs commencèrent dans le cou-de-pied, et, en quelques heures, se généralisèrent à toutes les articulations, sauf les hanches. Les jointures étaient douloureuses et

[1] Toutes concernent des malades que nous avons observés et interrogés nous-même.

gonflées. La malade fut traitée par l'antipyrine. On ne constata rien au cœur.

Toutes les articulations prises restèrent gonflées et ankylosées pendant près de deux ans; les mouvements étaient très gênés. Ces phénomènes de déformation et d'ankylose durèrent pendant près de quatre ans avant que la malade pût recouvrer intégralement le fonctionnement de ses articulations et encore ce rétablissement ne fut que partiel. En effet, les articulations du pied (sauf les tibio-tarsiennes) restèrent ankylosées et déformées. Dans le membre supérieur gauche, les mouvements restèrent et sont encore limités, mais les deux genoux, le coude et l'épaule droits furent libérés à peu près complètement.

En 1897, séjour à l'hôpital pour congestion pulmonaire, dit-elle.

En 1900, elle vint à l'hôpital consulter pour œdème de la face. On lui trouva de l'albumine et on lui ordonna le régime lacté. En un mois tout rentra dans l'ordre.

En 1902, elle fit un séjour d'un mois et demi à l'Hôtel-Dieu de Lyon, salle B. Teissier, pour une affection aiguë (céphalée, angine, toux, points de côté, fièvre). Le diagnostic fut : congestion grippale du poumon droit. L'affection était complètement guérie quand la malade quitta l'hôpital. A l'occasion de ce séjour à l'Hôtel-Dieu, la malade fut examinée soigneusement et voici ce que relate l'observation.

Poumon droit. — Outre les signes de congestion aiguë, on constate au sommet : submatité et résistance dans la fosse sus-épineuse, V +, expiration soufflante. Quelques craquements secs inspiratoires, inconstants. En somme : induration du sommet.

Cœur. — Rien à noter.

Urines. — Pas d'albumine.

Lésions articulaires. — Déformations des *mains*, plus marquées à droite qu'à gauche. Elles consistent en une augmentation de volume de la tête des métacarpiens, plus marquée du côté du bord radial de la main, intéressant aussi les phalanges. Les doigts sont fortement inclinés sur le bord cubital et les deuxième et troisième phalanges fléchies sur les premières. A la main droite, l'extension absolue est impossible ; elle est moins gênée à la main gauche. Craquements dans toutes ces articulations.

Coude gauche. — Extension gênée ; cependant elle dépasse l'angle droit.

Epaule. — Prise également. Les mouvements d'élévation du bras sont gênés. Craquements articulaires.

Pieds. — Déformations analogues. Le gros orteil est déformé et tous les orteils sont inclinés sur le bord externe du pied. Mouvements gênés. Craquements articulaires.

Ces déformations sont douloureuses par poussées quand la malade se fatigue.

Juillet 1903. — Deuxième séjour à B. Teissier. On constate les mêmes signes d'induration du sommet droit.

Juillet 1904. — La malade est revue à un de ses retours d'Aix-les-Bains. On constate toujours les déformations des doigts très déjetés en coup de vent sur le bord cubital et les déformations des orteils décrites plus haut. Cependant, le gonflement articulaire a diminué et les jointures sont plus souples.

Octobre 1904. — La malade eut une fièvre typhoïde typique comme évolution et durée (séro-diagnostic +).

Mai 1906. — On note : diminution de la sonorité à droite, un peu de souffle, mais, en somme, signes très vagues.

En juillet, amélioration de l'impotence, la malade peut travailler un peu et faire son ménage, ce qui lui était impossible auparavant.

En octobre de la même année, elle entre au Perron. A ce moment, on note : séro-diagnostic tuberculeux + et ophtalmo-réaction +. Depuis cette époque, amélioration locale et générale progressive qui n'a fait que s'accentuer.

Juillet 1913. — On note aux *mains* : mêmes déformations que celles signalées antérieurement ; douleurs intermittentes.

Coudes. — Des deux côtés grosse déformation, épaississement de l'extrémité inférieure de l'humérus. Craquements. Extension limitée. Les articulations sont souvent douloureuses. C'est à leur niveau qu'il y a eu le moins d'amélioration.

Poignets. — Ankylosés; mouvements insensibles. Les extrémités inférieures du radius et du cubitus sont très volumineuses, mais peu déformées.

Epaules. — Pas de déformations, mais douleurs encore assez vives.

Pieds. — Mêmes déformations des orteils qu'en 1902 ; mais les autres articulations du pied sont absolument indemnes.

Genoux. — Absolument normaux. C'est là qu'il y a eu le plus d'amélioration.

Hanches et rachis. — Ont toujours été indemnes.

Impotence. — Relativement peu marquée et très améliorée. La malade coud facilement; la marche est aisée et seulement un peu ralentie. Elle fait sans peine 2 ou 3 kilomètres à pied. En somme, elle mène une vie presque normale.

Etat général. — Bon. A beaucoup engraissé. Ne tousse pas.

TRAITEMENT SUIVI. — *Electrisation*, en 1894-1895 et en 1905 (pendant tout un hiver). Pas de résultat appréciable.

Médicaments. — Teinture d'iode à l'intérieur, KI, As, sans résultats. Par contre, elle dit s'être très bien trouvée de l'huile de foie de morue.

Eaux thermales. — Nombreux séjours à Aix-les-Bains en 1895, 1896, 1897, 1898. Depuis 1905, six nouvelles saisons de vingt et un jours. Le traitement consistait surtout en douches de vapeur et en séances quotidiennes de massage local et général.

La malade dit s'être très bien trouvée de ce traitement. Au début de chaque saison thermale, les douleurs augmentaient, mais bientôt elles disparaissaient ainsi que le gonflement articulaire. Les jointures devenaient plus mobiles ; l'état général s'améliorait. Ces heureux résultats sont, à la longue, devenus définitifs.

Résumé. — En somme, polyarthrite déformante consécutive au rhumatisme articulaire aigu franc ou plutôt au rhumatisme tuberculeux. Depuis une dizaine d'années, *amélioration progressive de l'impotence :* les douleurs sont devenues moins fréquentes, les articulations sont plus libres, l'état général est meilleur. La malade qui, auparavant, était infirme a maintenant une vie presque normale. Cependant, les déformations, surtout au niveau des doigts et des orteils, sont restées les mêmes.

Le *traitement* par les eaux thermales semble avoir été très efficace. L'électrisation aurait eu, par contre, un échec à peu près complet.

Observation II

(Due à l'obligeance de M. le Dr Mouisset).

Rétraction des aponévroses palmaires consécutive au rhumatisme articulaire aigu. — Aggravation progressive de l'impotence. — Echec de tout traitement.

L... Paul, trente-sept ans, terrassier. Entre salle Saint-Jean en décembre 1911, pour toux et oppression.

Antécédents héréditaires. — Père et mère morts d'affection indéterminée. Quatre frères ou sœurs en bonne santé.

Antécédents personnels. — Jusqu'à vingt et un ans, excellente santé. Au régiment, bronchite qui dura un mois.

Ethylisme moyen. Pas de blennorragie, ni de syphilis. A travaillé fréquemment à l'humidité.

A l'âge de vingt-huit ans, *première crise de rhumatisme polyarticulaire aigu généralisé,* traitée par le salicylate et pour laquelle il fit un séjour de six mois à l'hôpital de Clermont-Ferrand.

Depuis cette époque, le malade a toujours plus ou moins souffert de ses articulations, mais il n'a jamais eu de nouvelle poussée généralisée, ni très aiguë, comparable à la première.

C'est sept à huit mois après le début de sa première crise rhumatismale que sont apparues les déformations au niveau des mains. La main droite fut atteinte tout d'abord et ses doigts se fléchirent progressivement : puis, ce fut le tour de la main gauche. Les orteils, à peu près au même moment, se déviérent latéralement.

Depuis quatre ou cinq ans, le malade a eu des bronchites multiples ; il tousse chaque hiver ; expectoration abondante, parfois striée de sang. Essoufflement facile.

En décembre 1911, on note :

Poumons. — Signes de bronchite diffuse bilatérale. Emphysème considérable

Cœur. — Rétrécissement et insuffisance mitrale. Hypertrophie légère.

Urines. — Ni sucre, ni albumine.

Articulations. — Aux mains : nodosités des phalanges, doigts déviés en coup de vent sur le bord cubital de la main. Rétraction des aponévroses palmaires.

Très léger œdème périmalléolaire avec quelques douleurs provoquées au niveau des tibio-tarsiennes.

Deuxième séjour (13 janvier-11 mars 1912). — Entre pour douleurs des coudes et des genoux, sans tuméfaction appréciable. Part guéri.

Troisième séjour (13 mars-5 juin 1912). — Entre de nouveau pour oppression. L'examen fait constater des signes de bronchite et d'emphysème généralisés.

Douleur des épaules, sans fluxion articulaire

Quatrième séjour (7 avril-20 mai 1913). — Au milieu de mars, douleurs des épaules et des chevilles qui font de nouveau entrer le malade. On constate :

Articulations. — Même déformation des mains. Les doigts ne peuvent être étendus complètement et sont demi-fléchis sur la paume de la main. Au niveau des extrémités, la peau est lisse et atrophiée ; les ongles sont légèrement hippocratiques.

Réflexes rotuliens un peu brusques, sans trépidation.

Mêmes signes cardiaques qu'antérieurement.

Bronchite légère diffuse, prédominant à droite et surtout au sommet.

Cinquième séjour, juin 1913. — Entre pour lassitude générale et douleur des pieds. A l'examen :

Poumons. — Toujours mêmes signes de bronchite.

Cœur. — Insuffisance aortique. Maladie mitrale.

Articulations. — *Mains :* présentent, à première vue, la forme et l'aspect général du rhumatisme déformant. Cependant, si on les examine de près, on constate certaines particularités ; la plus caractéristique est que les doigts sont très déviés alors que les articulations sont peu déformées et peu atteintes.

Les premières phalanges sont fléchies à angle droit sur la main, les deuxièmes sont en hyperextension légère sur les premières ; les troisièmes sont légèrement fléchies sur les deuxièmes. On constate une certaine hypertrophie des têtes métacarpiennes, ce qui donne aux articulations métacarpo-phalangienne un aspect noueux ; les autres articulations digitales ne sont pas déformées.

Outre leur flexion, les doigts sont déviés en coup de vent sur le bord cubital de la main.

L'exploration des mouvements montre que les doigts peuvent être fléchis spontanément et complètement sur la main ; cependant, cette flexion manque de force et le malade ne serre que faiblement les objets. L'extension spontanée des doigts est impossible. Par l'extension provoquée, on les étend, sans peine, de quelques degrés mais bientôt le mouvement est limité et, si l'on insiste, on voit la paume de la main se tendre au maximum et former sur son bord cubital une bride saillante. Cette rétraction des doigts est plus marquée à droite.

L'articulation, entre les première et deuxième phalanges, a conservé tous ses mouvements. Celle entre les deuxième et troisième phalanges est ankylosée en légère flexion.

Les poignets ne présentent rien d'anormal.

Pieds : on constate simplement un *hallus valgus* bilatéral, sans déformation articulaire et sans limitation des mouvements. Les autres orteils sont normaux.

Grosses articulations : aucune ne présente de déformations. Toutes ont leurs mouvements normaux, sauf, semble-t-il, les scapulo-humérales qui offrent une certaine raideur. Elles sont fréquemment le siège d'arthralgies. Rien à la colonne vertébrale.

TRAITEMENT SUIVI. — *Salicylate de soude* et *iodure de potassium* d'une façon assez continue.

Bains de vapeur, bains de caisse et douches générales. Ce traitement hydrothérapique a été suivi, au début de son affection, lors de l'apparition des déformations des mains.

Electricité (le malade ne peut donner de détails) au niveau des mains, des épaules, etc.

Le malade affirme n'avoir jamais retiré le moindre bénéfice de ces divers traitements.

RÉSUMÉ. — Il s'agit d'un homme de trente-sept ans, ayant présenté à vingt-huit ans une attaque de rhumatisme polyarticulaire aigu. Cette crise polyarticulaire rétrocéda lentement ; les grosses articulations furent libérées, mais les mains et les pieds se dévièrent définitivement.

Actuellement, l'*impotence* existe au niveau des

mains seulement. Elle est due surtout à la flexion permanente des doigts et à leur déviation cubitale. Cette impotence semble due presque entièrement à une rétraction de l'aponévrose palmaire ; il semble cependant que les articulations métacarpo-phalangiennes soient légèrement touchées et entrent pour une certaine part dans la limitation de la mobilité des doigts. Les articulations entre les deuxième et troisième phalanges sont aussi légèrement ankylosées. Il s'agit donc surtout d'une impotence par rhumatisme fibreux ayant touché fortement les aponévroses et légèrement certaines articulations.

L'*évolution* de cette impotence tend vers l'aggravation progressive. Le malade, chaque année, devient moins habile de ses mains ; il peut cependant encore assez facilement manger, s'habiller, etc. L'hiver dernier, l'impotence de la main gauche aurait encore notablement augmenté.

Les *divers traitements* sont toujours restés sans effets sur la marche de l'impotence.

Observation III

(Personnelle).

Polyarthrite déformante primitive. — Arthralgies des deux épaules. — Déformations des mains et de la sterno-claviculaire gauche. — Pieds indemnes. — Evolution lente progressive. — Pas de traitement. — Impotence stationnaire.

A... Joseph, cultivateur, cinquante-huit ans. Le malade est vu à l'occasion d'une affection indépendante de son rhumatisme chronique (ictère prolongé par néoplasme du pancréas).

Antécédents héréditaires. — Père mort de maladie de cœur, après avoir présenté des rhumatismes dans les épaules, sans épisode aigu.

Sa grand'mère maternelle aurait également eu des rhumatismes dans les épaules.

Femme bien portante, non rhumatisante. Trois enfants en bonne santé, qui n'ont jamais présenté de douleurs articulaires.

Antécédents personnels. — Bonne santé dans l'enfance et l'adolescence. Pas de tuberculose. Pas de blennorragie. Pas de syphilis.

Au cours de son existence, il n'a jamais habité d'endroits humides. Ses logements n'ont jamais été particulièrement insalubres.

Ses manifestations rhumatismales ont commencé à l'âge de trente ans (il en a actuellement cinquante-huit). Auparavant il n'avait jamais eu aucune douleur articulaire. Les premiers signes sont apparus au niveau des épaules, surtout à droite ; ils consistaient en douleurs articulaires, sans aucun autre symptôme (ni gonflement, ni rougeur, etc.). Ces douleurs des épaules ont persisté d'une façon à peu près continue depuis lors. Elles n'étaient pas influencées par l'humidité, ni par la température, et étaient aussi marquées l'hiver que l'été. Il n'y a jamais eu d'épisode aigu local ou général, jamais de fièvre ; le malade n'a jamais été obligé de garder le lit.

Ces douleurs scapulo-humérales occasionnaient un certain degré d'impotence. Le malade avait de la peine pour enfiler son gilet, pour porter les mains à la nuque. Souvent il était très gêné dans son travail de cultivateur.

Ces douleurs d'épaule ne s'étaient jamais accompagnées d'aucun phénomène pathologique articulaire ou autre, lorsque, vers l'âge de cinquante ans environ, le malade remarqua que *ses doigts se déformaient* aux deux mains.

Ces déformations étaient survenues lentement, sans douleurs, sans craquements, etc. Une fois établies, elles ont persisté sans augmenter notablement ; elles ne se sont jamais accompagnées d'aucun autre phénomène morbide. Elles n'ont jamais causé qu'une gêne fonctionnelle peu marquée : le malade avait seulement un peu de peine pour travailler et en particulier pour bêcher.

ETAT ACTUEL : 1° *Examen local.*

Mains. — Des deux côtés, les quatre derniers doigts sont inclinés sur le bord cubital de la main, d'une façon constante. Cette inclinaison augmente quand le malade essaie de redresser ses doigts.

A gauche : légère flexion des phalanges (à angle obtus) sur les métacarpiens. Les autres articulations digitales sont un peu augmentées de volume, sans qu'il semble exister de lésions osseuses notables et sans que les mouvements soient très limités.

A droite : lésions encore moins marquées. Il y a seulement une flexion permanente de la phalangette du petit doigt et une légère augmentation de volume des articulations phalangiennes.

Rien aux pouces.

Pieds. — Aucune déformation, aucun signe d'arthrite. Il n'y a jamais eu aucune manifestation rhumatismale à leur niveau.

Epaules. — Aucune modification apparente. Pas d'atrophie deltoïdienne. On constate seulement de légers craquements ou froissements dans les mouvements d'élévation des bras. Les douleurs persistent avec les caractères signalés plus haut.

Articulation sterno-claviculaire gauche. — Est déformée par augmentation de volume de l'extrémité interne de la clavicule gauche qui atteint la grosseur d'une petite noix. Cette déformation est survenue lentement il y a quatre ans et ne s'est jamais accompagnée d'aucune douleur.

2° *Examen général.* — Rien à signaler au cœur, ni aux

poumons. Pas de troubles digestifs. Pas d'obésité. L'habitus général n'est pas celui d'un arthritique.

Ni sucre, ni albumine dans les urines.

Système nerveux : réflexes normaux; aucun trouble particulier.

Ultérieurement le malade a succombé à son néoplasme. L'autopsie n'a pu être faite par suite de l'opposition de la famille.

Résumé. — Il s'agit d'une polyarthrite déformante primitive.

L'*impotence* est due en partie aux douleurs des épaules et en partie aux déformations des doigts. Ces dernières, peu marquées, sont dues à un peu d'épaississement osseux et fibreux au niveau des articulations interphalangiennes. Cette impotence limitée aux membres supérieurs semble stationnaire.

Observation IV

(Due à l'obligeance de M. le Dr Cade).

Polyarthrite déformante primitive. — Début à la ménopause. — Rhumatisme aigu vingt ans auparavant. — Limitation aux membres supérieurs. — Aggravation de l'impotence.

F... Louise, cinquante-cinq ans, couturière. Entrée au Perron en février 1894.

Antécédents héréditaires. — Père mort d'apoplexie. Mère bien portante.

A eu deux enfants, dont un mort du croup.

Antécédents personnels. — A toujours été en bonne santé. A trente ans (1870), crise aiguë de rhumatisme articulaire, limitée aux membres inférieurs : genoux, tibio-tarsiennes, orteils. Elle garda le lit pendant quatorze mois, puis tout rentra dans l'ordre.

A quarante-huit, quarante-neuf ans, au moment de la ménopause, apparition progressive de douleurs au niveau des membres supérieurs : doigts, poignets, coudes, épaules. Quelque temps après : déformation progressive des mains et des doigts.

En 1894, on note :

Examen local. — *Mains :* déformations typiques des doigts.

Poignets : tuméfaction légère avec rougeur de la peau. Ankylose presque complète ; mouvements à peu près nuls.

Coudes : avant-bras en flexion permanente sur le bras. Extension complète impossible.

Epaules : mouvements limités, surtout à droite.

Membres inférieurs : a peu près normaux. Pas de déformations articulaires. Quelques craquements aux genoux.

Examen viscéral. — Négatif. Urines normales. Pas d'atrophies musculaires.

Réflexes exagérés, sans trépidation épileptoïde.

En 1899. — Bronchite aiguë. Guérison.

Février 1908. — Grippe avec toux. Signes aux sommets, mais séro-diagnostic tuberculeux négatif. Guérison.

Cœur normal.

Octobre 1913. — L'*examen local* révèle absolument les mêmes lésions et déformations articulaires qu'en 1894. L'impotence a toutefois augmenté au niveau des membres supérieurs depuis cette époque. La couture est devenue impossible, la malade ne peut plus s'habiller, etc. Les douleurs ont augmenté. Par contre les membres inférieurs sont restés indemnes ; comme auparavant, la marche est parfaite.

Résumé. — Il s'agit d'une *polyarthrite déformante* ayant débuté progressivement à la ménopause. Il y avait eu, vingt ans auparavant, une attaque sévère de rhumatisme articulaire aiguë qui avait disparu sans laisser de traces et sans récidiver. Il semble donc bien qu'il s'agit d'un rhumatisme primitif.

L'*impotence* limitée aux membres supérieurs a augmenté progressivement.

L'*évolution* de ce rhumatisme est très particulière. Il est resté limité aux membres supérieurs, alors que l'atteinte de rhumatisme aigu, survenue vingt ans avant, s'était limitée aux membres inférieurs. Si le nombre des jointures atteintes n'augmente pas, celles déjà touchées voient leur impotence s'aggraver.

Le *traitement*, peu suivi, a toujours paru inefficace.

Observation V

(Due à l'obligeance de M. le Professeur Teissier).

Polyarthrite déformante secondaire au rhumatisme articulaire aigu. — Début à vingt-cinq ans. — Aggravation progressive de l'impotence. — Echec de tout traitement (Radiumthérapie, fibrolysine, tuberculine, etc).

G... Marie, trente ans, couturière. Entrée le 14 novembre 1912, salle B. Teissier, pour rhumatisme polyarticulaire chronique.

Antécédents héréditaires. — Père mort à quarante-six ans d'affection indéterminée.

Mère bien portante, un peu rhumatisante. Une sœur morte à vingt et un ans de tuberculose, six autres frères ou sœurs en bonne santé, dont deux rhumatisants.

Antécédents personnels. — Varicelle, rougeole, coqueluche dans l'enfance. Réglée à treize ans, irrégulièrement jusqu'à vingt ans. Anémie et essoufflement facile pendant l'adolescence.

Mariée à vingt ans, Mari bien portant. A une fille en bonne santé.

Elle habite depuis son mariage un appartement froid et humide.

Depuis l'âge de vingt et un ans elle s'enrhume fréquemment et tousse chaque hiver. Jamais d'hémoptysie.

A vingt-cinq ans. *crise de rhumatisme articulaire aigu généralisée*, traitée par le salicylate. On lui trouve le premier jour de sa maladie une cardiopathie déjà constatée lors de sa grossesse. La crise dura un mois. Il n'y eut pas de localisation articulaire élective.

A vingt-huit ans (c'est-à-dire deux ans avant l'entrée) elle a souffert à nouveau des jointures. Depuis cette époque elle a continué à souffrir à peu près continuellement et tout en restant douloureuses, ses articulations se sont progressivement déformées.

A L'ENTRÉE (14 novembre 1912). *Examen des articulations.* — Genoux un peu raides et présentant quelques craquements quand on les mobilise. Tibio-tarsiennes indemnes. Pieds un peu déjetés en coup de vent. Les scapulo-humérales sont douloureuses, mais se mobilisent bien. L'extension complète de l'avant-bras sur le bras est impossible. Poignets raides et douloureux. Les déformations et la gêne fonctionnelle portent surtout sur la main et les doigts; il existe du gonflement de certaines articulations phalangiennes dont les unes sont en flexion, les autres en hyperextension.

Examen viscéral. — Cœur : Pointe dans le cinquième espace. Frémissement présystolique. Eclat du premier bruit. Bruit présystolique. En somme : rétrécissement mitral.

Rien d'anormal aux poumons, ni au système nerveux.

Urines claires, sans albumine

Examens de laboratoire. — Séro-réaction tuberculeuse.

4 décembre 1912 :

Positive à 1/5 ;
Douteuse à 1/10 ;
Négative à 1/15.
30 janvier 1913 :
Positive à 1/5.
Négative à 1/10 et 1/15.

Déviation du complément : positive pour la tuberculine seulement (20 janvier 1913).

Examen du sang : pas d'acide urique dans le sang (procédé de Gudzent) (20 novembre 1912).

ÉTAT ACTUEL. Juillet 1913. — *Articulations :*

Mains. — Aspect typique du rhumatisme déformant.

Doigts fléchis à peu près à angle droit sur les métacarpiens et déviés en coup de vent sur le bord cubital de la main. Les têtes métacarpiennes sont volumineuses et forment une nouure surtout au niveau des deuxième et troisième articulations métacarpo-phalangiennes.

Les premières phalanges ne peuvent être redressées sur les métacarpiens; elles peuvent être très légèrement fléchies, mais, en somme, il y a une grosse limitation de la motilité articulaire.

Les deuxièmes phalanges sont en extension sur les premières, sauf au niveau de l'auriculaire où la deuxième phalange est en flexion à angle droit sur la première. A ce même doigt, la phalangette est en hypertension, alors qu'aux autres doigts elle est en extension normale sur la deuxième phalange. Les articulations interphalangiennes ont leur flexion diminuée environ de moitié; elles ne sont pas déformées. Aux pouces : pas de déformations, intégrité de l'articulation métacarpo-phalangienne, mais limitation des mouvements de l'interphalangienne.

Toutes les articulations atteintes sont très douloureuses et sont le siège de craquements ou de froissements.

Poignets. — A droite : augmentation de volume des extrémités radiale et cubitale. Ankylose presque complète (seuls de très légers mouvements sont possibles) en rectitude.

A gauche : mouvements légèrement limités, pas de déformations articulaires.

Coude gauche. — En position de repos, l'avant-bras fait avec le bras un angle de 135 degrés ; l'extension plus complète est impossible ; la flexion est possible jusqu'à 45 degrés environ.

Coude droit. — L'extension complète est impossible, mais les mouvements sont moins limités qu'à gauche.

Les deux articulations ne sont pas déformées, mais sont très douloureuses et craquent quand on les mobilise.

Epaules. — Douloureuses, mais non déformées. Les mouvements sont à peu près normaux.

Pieds. — Déformations relativement peu accusées. Il y a surtout un *hallux valgus* marqué et une déviation générale des orteils vers le bord externe du pied. Les mouvements des orteils sont un peu limités. Ces déformations ont débuté à droite il y a un an, à gauche il y a huit mois environ (novembre 1912).

Tibio-tarsiennes. — Epaississement osseux léger au niveau des malléoles. Mouvements un peu limités dans le sens de l'extension et dans le sens de la flexion.

Genoux. — Tous deux sont globuleux avec disparition des méplats périrotuliens. L'articulation semble contenir un peu de liquide. Les extrémités osseuses sont légèrement augmentées de volume dans leur ensemble. Les deux genoux sont immobilisés en flexion à angle droit ; l'extension de la jambe est impossible, la flexion plus marquée est assez bien conservée. Atrophie notable des quadriceps.

Les deux genoux sont très douloureux. Le droit est atteint depuis un an, le gauche depuis six mois environ.

Il n'y a jamais rien eu aux *hanches*. La *colonne vertébrale* a parfois été un peu douloureuse, mais ne présente rien d'anormal actuellement. Les *temporo-maxillaires* ont été atteintes, mais sont maintenant complètement libérées. Toutes les articulations atteintes actuellement sont extrêmement douloureuses et sont le siège de craquements.

Mêmes signes au *cœur*. Rien d'anormal aux *poumons*. *Corps thyroïde* paraît normal.

Traitement suivi. — Pointes de feu sur la colonne. L'aspirine est le médicament qui calme le mieux les douleurs. La cryogénine ne fait pas mieux et est moins bien supportée.

Radiumthérapie (émanations). — N'a amené absolument aucune amélioration.

Bains carbo-gazeux. — Pas de résultat après sept bains.

Fibrolysine (janvier 1913). — Douze injections. La malade dit que peut-être il y a eu par ce traitement une légère amélioration des raideurs articulaires.

Tuberculine (février 1913). — Vingt injections. Pas de résultats.

Thermoluminothérapie. — Après sept séances sans amélioration, on a dû interrompre à cause des sueurs abondantes. Les deux membres inférieurs étaient chauffés à la fois dans leur totalité.

Héliothérapie. — C'est la méthode qui, d'après la malade, aurait donné les meilleurs résultats. Malheureusement, elle n'a pu être appliquée d'une façon prolongée.

Résumé. — Il s'agit d'un rhumatisme chronique déformant polyarticulaire, secondaire au rhumatisme articulaire aigu. L'origine tuberculeuse de ce rhumatisme est discutable, mais semble pouvoir être rejetée.

L'*impotence* est considérable. Aux mains, la malade ne peut serrer complètement les doigts. Elle peut encore manger, faire du crochet, écrire avec peine ; mais ne peut s'habiller complètement seule. L'impotence des coudes vient compléter celle des mains. Les épaules restent assez mobiles et la malade peut encore se coiffer.

Du côté des membres inférieurs, la marche est

complètement impossible et la malade reste confinée au lit.

Ces diverses impotences articulaires reconnaissent pour cause la douleur d'une part, les déviations segmentaires de l'autre, enfin et surtout les ankyloses en mauvaise position (coudes, genoux, etc.). Les déformations osseuses sont relativement peu accusées et semblent peu contribuer à la limitation des mouvements; le tissu fibreux est le plus touché par le processus rhumatismal.

L'*évolution* de ce rhumatisme est jusqu'à présent progressive. L'impotence, d'abord limitée aux membres supérieurs, a atteint les inférieurs il y a un an ; depuis février 1913, la marche est devenue impossible et, chaque jour, les lésions paraissent s'aggraver. L'échec de toute thérapeutique vient confirmer le sombre pronostic de ce cas.

Observation VI

(Due à l'obligeance de M. le Dr Leclerc.)

Polyarthrite déformante primitive. — Début au moment de la ménopause (à quarante-huit ans). — Déformations dues avant tout à des luxations. — Flexion des genoux à angle aigu. — Impotence extrême. — Aggravation progressive.

P..., ménagère, cinquante-trois ans. Entrée salle Carnot en août 1912, pour rhumatisme déformant.

Antécédents héréditaires. — Père et mère morts très âgés sans avoir jamais eu de rhumatismes.

Mari bien portant, non rhumatisant.

Elle a eu six enfants : quatre sont en bonne santé, deux sont morts de dysenterie (?) à quinze ans.

Antécédents personnels. — A toujours été toute sa vie en très bonne santé. Elle ne signale qu'une rougeole très bénigne dans la toute jeune enfance. Ses couches se sont toutes très bien passées ; jamais de fausses couches. Pas de pertes blanches. Pas de signes de syphilis. En un mot, rien d'important dans son passé.

Jusqu'en 1901, a habité en Italie, près de Bardonnèche ; le pays était sain dit-elle. Depuis 1901, elle a habité Lyon ; ses divers logements étaient peu hygiéniques, mal ensoleillés ; un seul, dit-elle, était humide ; elle l'a habité deux ou trois ans.

L'affection actuelle date de cinq ans (début en 1908). Elle est survenue peu de temps après la ménopause (les règles avaient toujours été normales), qui se passa sans incidents. Le début se fit par des fourmillements, des crampes dans les doigts et dans les mains. En quelques mois, les doigts se dévièrent d'une façon définitive ; les orteils se déformèrent presque en même temps. *En août 1912*, devant la persistance de ces troubles, elle se décida à venir à l'hôpital et y vint à pied dit-elle.

Janvier-février 1913. — Les genoux se fléchirent à angle aigu progressivement ; la malade fut confinée au lit.

Depuis le début de l'affection, les douleurs et les déformations ont toujours été progressives, sans rémission importante.

Septembre 1913. — L'*examen* montre un aspect tout à fait typique : la malade, étendue sur le dos, dans son lit, a les cuisses fléchies à angle droit sur le bassin, et les jambes fléchies à angle aigu sur les cuisses, les pieds reposant sur le lit par leur face plantaire.

Un examen plus précis montre de nombreuses déformations.

Examen local. — *Mains.* — Déformations énormes. Les doigts sont fléchis à angle droit sur la paume de la main ;

cette flexion n'est pas due à une déviation simple ; elle est réalisée par une véritable luxation palmaire des phalanges sur les métacarpiens. Les nouures que présentent les articulations métacarpo-phalangiennes sont dues à ces luxations, car il ne paraît pas exister d'épaississement ou de déformations osseuses importantes. En outre, grosse laxité articulaire au niveau des articulations métacarpo-phalangiennes; on peut dévier les phalanges latéralement, réduire leur luxation; cependant, quand on essaie de les étendre complètement, on en est empêché par les tendons fléchisseurs, qui se tendent comme des cordes au niveau de la paume de la main. Les doigts sont déviés en coup de vent des deux côtés.

Les articulations entre les première et deuxième et entre les deuxième et troisième phalanges sont normales à gauche; à droite, elles sont un peu épaissies, sans former de « nouure » vraie; en outre, de ce côté, les phalango-phalanginiennes sont ankylosées en flexion, les phalangino-phalangettiennes en hyperextension.

Aux pouces, les métacarpo-phalangiennes sont normales, mais les interphalangiennes présentent une laxité considérable et la deuxième phalange est en luxation dorsale sur la première.

Des deux côtés, *le carpe* est, dans son ensemble, luxé ou subluxé sur la face palmaire de l'avant-bras et vient y faire une saillie considérable. Les métacarpiens se dressent en hypertension sur le carpe. Si on examine l'ensemble des déformations du poignet et des doigts, on remarque une saillie palmaire : celle du carpe, et une saillie dorsale : celle des articulations métacarpo-phalangiennes. Dans son ensemble, la main vue de profil a la forme d'un M. Les poignets sont, d'ailleurs, immobilisés complètement.

Coudes. — Paraissent complètement indemnes.

Epaules. — Pas de déformations. Elles sont seulement un peu douloureuses de temps à autre. Leur mobilité est conservée.

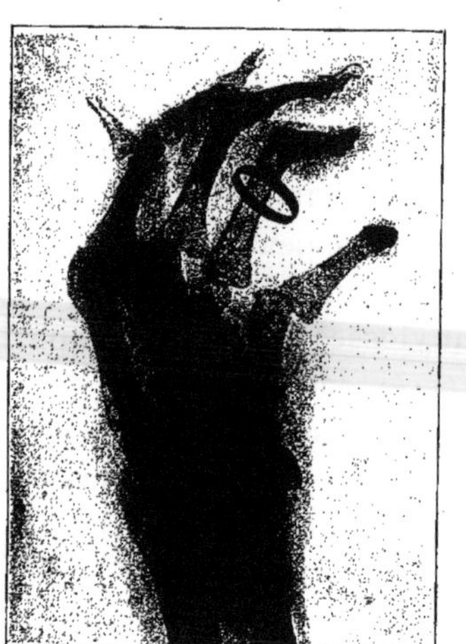
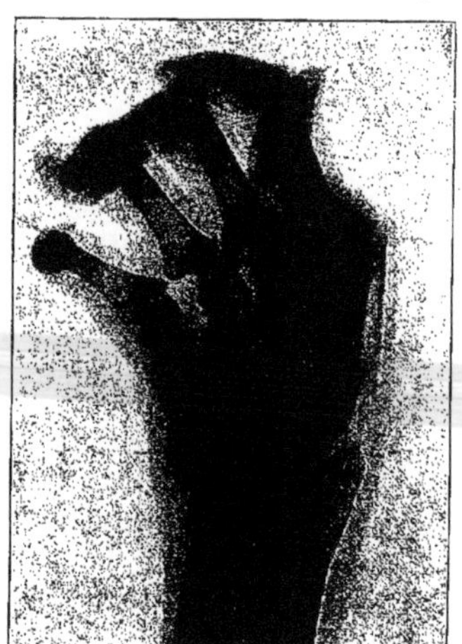

Obs. VI. — Radiographie des mains.

Pieds. — Des deux côtés, déviation des orteils en coup de vent sur le bord externe du pied. A gauche, le gros orteil est complètement luxé, à angle droit et en dehors, sur le premier métatarsien. La laxité est très marquée à ce niveau. Les autres articulations du pied sont normales.

Genoux. — Ce qui domine et frappe aussitôt dans l'aspect de la malade, c'est la flexion des genoux à angle aigu sur les cuisses; cette flexion est au maximum, puisque la face postérieure du mollet vient prendre contact avec la face postérieure de la cuisse. A droite, quelques légers essais d'extension sont encore possibles; à gauche, l'immobilisation est absolue. D'ailleurs, l'articulation elle-même ne semble pas très touchée; pas de déformations ni d'épaississements osseux appréciables. L'attitude du genou semble due tout entière à la contracture des muscles postérieurs de la cuisse dont on sent les tendons tirant comme des cordes de chaque côté du creux poplitié.

Hanches. — Leur position de flexion à angle droit sur le bassin résulte uniquement de la flexion des genoux. Les hanches ont, en effet, gardé leur mobilité complète.

Rachis. — Indemne.

Muscles. — Tous les muscles des membres présentent une atrophie énorme. Les fléchisseurs sont, en outre, contracturés, et c'est là la grande cause des déviations et déformations observées.

A noter encore que les douleurs des doigts persistent et que les diverses articulations sont douloureuses quand on les mobilise.

Examen général. — Peu de choses à signaler.

Cœur, poumons, tube digestif indemnes. La malade n'a jamais toussé et ne paraît pas suspecte de bacillose. L'alimentation aurait toujours été bonne.

Corps thyroïde. — Paraît normal.

Urines. — Ni albumine, ni sucre.

Système nerveux. — Réflexes impossibles à obtenir en raison de l'intensité des déviations.

Pupilles normales. La malade signale simplement qu'elle était d'un tempérament nerveux.

TRAITEMENT SUIVI. — La malade a pris des bains sulfureux avec quelques séances de massage.

A part cela, le traitement a été surtout symptomatique et dirigé contre les douleurs : salicylate, aspirine, etc.

RÉSUMÉ. — Il s'agit d'une *polyarthrite déformante primitive.* On ne trouve, en effet, aucune cause infectieuse ou toxique à l'origine de l'affection. Cependant, la maladie a éclaté presque aussitôt après la ménopause. Faut-il voir là une cause réellement déterminante ou seulement prédisposante ? Il est impossible de le dire dans le cas présent. La maladie a débuté sans éclat, progressivement, à l'âge de quarante-huit ans.

L'*impotence* est extrême. La malade, confinée au lit par suite de la flexion des genoux, ne peut, en outre, guère se servir de ses mains ; si elle peut encore manger seule, tout travail (crochet, écriture, etc.) est impossible. A quoi est due cette impotence ? Surtout aux déviations segmentaires et plutôt aux luxations. Ce sont, en effet, celles-ci qui dominent. Pas de déformations osseuses, pas d'atteinte des tissus fibreux ; les déformations sont dues aux luxations favorisées par une grosse laxité ligamenteuse et déterminées avant tout par les contractures musculaires intenses. L'atrophie et les douleurs contribuent à l'impotence.

L'*évolution* est progressive et l'impotence s'aggrave de jour en jour. En août 1912 la malade était venue à pied à l'hôpital ; elle est maintenant clouée au lit et complètement infirme. Il s'agit à n'en pas douter d'une

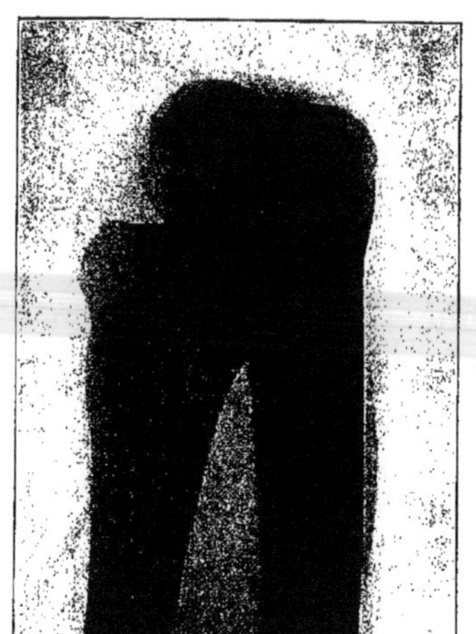
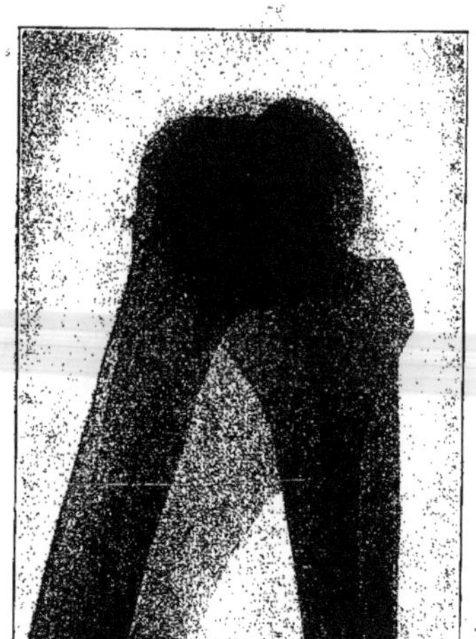

Obs. VI. — Radiographie des genoux.

forme incurable et la malade est incrite pour un asile.

Le *traitement* a été peu actif. Il semble bien cependant qu'un tel cas soit au-dessus des ressources de la thérapeutique.

Observation VI *bis*

(Personnelle).

Arthrite plastique du genou gauche. — Origine probablement gonococcienne. — Impotence par limitation des mouvements articulaires.

D... Marie, vingt-trois ans, ménagère.

Antécédents héréditaires. — Rien d'intéressant à signaler.

Antécédents personnels. — Bonne santé dans l'enfance et l'adolescence. Règles régulières. Un enfant en bonne santé.

L'affection actuelle a débuté d'une façon aiguë, il y a quatre mois (juillet 1913), par des douleurs dans le genou gauche ; bientôt, l'articulation se tuméfia et la malade dut se mettre au lit. Le traitement consista en immobilisation du membre malade et en administration d'analgésiques (salicylate, aspirine, etc.) sans effet notable d'ailleurs. Un médecin fit le diagnostic d'arthrite blennorragique.

Actuellement. — Etat général passable. Examen viscéral négatif. Seul le genou gauche retient l'attention. Il est toujours un peu globuleux avec effacement du relief normal de la rotule. La jambe a une légère tendance à se fléchir sur la cuisse.

L'article n'est pas douloureux spontanément mais est douloureux à la mobilisation passive.

La palpation montre une sorte d'empâtement, de blindage articulaire ou périarticulaire attribuable à l'épaississement de la synoviale et des tissus fibreux de la jointure. Atrophie nette du quadriceps.

Les mouvements sont limités de ce fait et la flexion de la jambe sur la cuisse ne peut dépasser 70 degrés environ.

La station debout est normale. La marche est possible, mais la malade boite du fait de la raideur du genou. Les essais de mobilisation n'amènent pas de résultat appréciable.

RÉSUMÉ. — Il s'agit d'une arthrite plastique à tendance ankylosante manifeste. Cliniquement, cette arthrite semble d'origine gonococcienne, sans que l'on puisse l'affirmer d'une façon absolue. L'impotence est réalisée uniquement par la limitation de la motilité articulaire attribuable à un certain degré d'ankylose fibreuse. Cette impotence est peu marquée; le gonflement, les douleurs ont à peu près disparu mais l'amplitude des mouvements n'augmente pas d'une façon sensible.

OBSERVATION VII

(Due à l'obligeance de M. le Dr Cade).

Polyarthrite déformante consécutive au rhumatisme articulaire aigu. — Evolution progressive. — Aggravation de l'impotence.

B... Jeanne, tisseuse.

Antécédens héréditaires. — Mère morte à soixante-dix-sept ans, de cardiopathie. Père mort à soixante-quinze ans de pleurésie. Quatre frères ou sœurs dont un, étant enfant, a eu du rhumatisme.

Antécédents personnels. — Réglée de treize à quarante-six ans, régulièrement. A dix-neuf ans a eu un enfant mort peu après la naissance. Pas de fausse-couche.

Pas de fièvres éruptives, ni rougeole, ni scarlatine, etc. A eu seulement une pneumonie à trente-deux ans. A vingt et un ans, a eu un ictère d'une durée de six mois.

La *première attaque de rhumatisme* survint à vingt-sept-ans. Jusqu'à cet âge, elle n'avait jamais eu de douleurs ; elle n'a jamais habité de logement humide. Cette première atteinte a porté sur les poignets qui furent tuméfiés et douloureux. Guérison complète au bout de huit jours.

Mais un mois après, les douleurs revinrent à l'épaule, aux genoux et, depuis, les douleurs revinrent fréquemment, obligeant parfois un séjour au lit de trois ou quatre mois. La malade estime à vingt au moins le nombre de ces crises rhumatismales. Actuellement, les crises ne sont plus aiguës, mais la malade souffre d'une façon continue et peut à peine marcher ; la chaleur seule calme un peu ses souffrances.

Jusqu'en 1898, les articulations n'avaient subi aucune déformation, mais depuis cette époque, elles se sont progressivement déformées.

Examen local (août 1906). — *Mains.* — Gauche : léger déjettement des doigts sur le bord cubital. Tuméfaction légère au niveau des articulations métacarpo-phalangiennes ; pour les articulations interphalangiennes, seule l'articulation phalango-phalanginienne de l'annulaire est tuméfiée. L'extension des doigts est possible, leur flexion est un peu limitée.

Droite : les lésions sont plus marquées, le déjettement sur le bord cubital plus complet. Le pouce seul échappe aux déformations. Les phalangettes sont fléchies, surtout à l'annulaire et au médius, l'extension est impossible. Les doigts ne peuvent être qu'incomplètement fléchis sur la paume.

Poignets. — Des deux côtés, augmentation de volume de l'extrémité inférieure du cubitus. Les mouvements sont normaux.

Coudes, épaules. — Non ankylosés. Quelques craquements au niveau des épaules.

Membres inférieurs. — Craquements dans les deux genoux, dont le gauche est tuméfié. Des deux côtés, l'extension complète est impossible, surtout à gauche. Pas d'hydarthrose.

Examen viscéral. — Rien d'anormal au *cœur* ni aux vaisseaux.

Poumons. — Normaux.

Tube digestif. — Digestions pénibles. Météorisme. Selles irrégulières, alternatives de constipation et de diarrhée souvent muco-membraneuse.

Pas d'albumine.

En décembre 1906, on note : l'origine du rhumatisme reste inconnue. On ne retrouve pas de maladie infectieuse, pas de logement humide, parents non rhumatisants. L'évolution peut se diviser en une première période de dix ans, où les atteintes, très douloureuses, très aiguës, nécessitant la morphine, étaient mono ou bi-articulaires et une deuxième période où les atteintes moins violentes sont bi et poly-articulaires. C'est durant ces dix ans que les déformations se sont accusées. Les déformations sont celles décrites plus haut au niveau de toutes les articulations. Il y a à la fois tuméfaction osseuse et épaississement synovial avec petites poches fluctuantes, même au niveau des petites jointures.

Pas d'action bien nette de salicylate essayé à faible dose.

Rien au cœur, sauf un souffle méso-cardiaque inconstant, peut-être cardio-pulmonaire.

En octobre 1913 (quinze ans après le début), on note :

Au point de vue articulaire. — Lésions à peu près analogues à celles notées en 1906, plus accusées toutefois :

Mains. — Les déviations augmenteraient encore progressivement.

Coudes. — Sont déformés en flexion légère. L'extension complète est impossible.

Genoux. — Flexion permanente à 120 degrés environ.

Tibio-tarsiennes et orteils. — A peu près indemnes.

Au point de vue viscéral. — Rien d'anormal à signaler. Corps thyroïde normal.

Aurait beaucoup maigri depuis quelques années.

RÉSUMÉ. — Il s'agit d'une polyarthrite déformante consécutive au rhumatisme articulaire aigu.

L'impotence est actuellement très marquée. La malade a une vie très restreinte et passe ses journées sur une chaise. Depuis cinq ans elle ne peut plus marcher. Elle ne peut se coiffer, ni coudre.

L'évolution de la maladie a été progressive. Les déformations augmentent encore actuellement et l'impotence s'est aggravée de jour en jour. A son entrée au Perron, il y a sept ans, elle pouvait circuler, descendre les escaliers, coudre, se coiffer, etc., tout cela est impossible actuellement. Les douleurs ont aussi toujours été en augmentant.

Le *traitement* suivi (d'ailleurs peu actif) est resté sans effets. Seule la chaleur calme un peu les douleurs.

OBSERVATION VIII

(Due à l'obligeance de M. le Dr Cade).

Polyarthrite déformante primitive. — Début à trente-trois ans. — Peu de déformations. — Evolution non progressive. — Amélioration de l'impotence.

P... Jeanne, trente-quatre ans, domestique. Entrée au Perron, en octobre 1909.

Antécédents héréditaires.—Rien de spécial à signaler.

Antécédents personnels. — Rougeole et oreillons dans l'enfance.

Est célibataire. N'a jamais eu d'enfants.

Réglée à seize ans, régulièrement depuis.

Ni syphilis, ni alcoolisme. Bonne santé jusqu'à l'affection actuelle.

Affection actuelle. — Pendant l'hiver 1908-1909, ayant habité une pièce humide et froide, elle prit des douleurs dans les chevilles, les genoux et les mains. Le début de ces douleurs fut progressif, insidieux. En juin, elle dut quitter son travail. Les articulations douloureuses étaient le siège d'une tuméfaction fugace.

En 1909 (octobre) *Examen local : Mains.* — Peu déformées. On note seulement la flexion des quatrième et cinquième doigts, plus marquée à gauche.

Poignets. — Volumineux. Mouvements limités.

Tibio-tarsiennes. — Douloureuses, avec un peu de gonflement.

Genoux. — Sont douloureux, mais non déformés.

Rien aux autres articulations.

Examen viscéral. — Négatif.

En 1913 (octobre) (quatre ans après le début). — On note les mêmes déformations au niveau des mains, mais toutes les autres articulations sont indemnes. Les douleurs ont à peu près disparu depuis deux ou trois ans. La malade se sent très bien. L'examen viscéral est toujours négatif.

Résumé. — Il s'agit d'une *polyarthrite déformante primitive* à début lent et insidieux, à l'âge de trente-trois ans. On ne retrouve comme cause de l'affection qu'une exposition au froid humide.

L'*impotence* est actuellement à peu près nulle. Il y a quatre ans (en 1909), la marche était difficile ; la malade avait beaucoup de peine à se coiffer, à coudre, etc. ; les douleurs étaient permanentes et assez vives. Actuellement elles ont disparu, toutes les fonctions se font bien et la malade a une vie normale.

L'*évolution* de ce rhumatisme a donc été régressive. Les lésions articulaires sont restées limitées aux mains et l'impotence s'est très améliorée.

Observation IX

(Due à l'obligeance de M. le Dr Mouisset).

Polyarthrite déformante primitive. — Début à cinquante-quatre ans. — Forme hydarthrosique aux deux genoux. — Impotence peu marquée. — Etat stationnaire.

X... femme de cinquante-sept ans, ménagère, entrée le 15 janvier 1912 pour douleurs des poignets et des genoux.

Antécédents héréditaires. — Parents morts âgés, n'étaient pas rhumatisants.

Une sœur serait morte de tuberculose pulmonaire.

Mari mort à soixante-six ans, de pneumonie.

N'a jamais eu ni enfant, ni fausse-couche.

Antécédents personnels. — N'a jamais fait aucune maladie. Bonne santé habituelle.

Aucun signe de tuberculose, ni de syphilis.

Réglée régulièrement de dix-sept à quarante-huit ans. Ménopause normale.

A habité longtemps la campagne, dans un endroit sain. Depuis qu'elle est en ville, ses habitations ont toujours été saines, non humides, assez ensoleillées. Son alimentation a toujours été suffisante. Pas de causes d'intoxication.

A quarante-quatre ans, elle prit de l'œdème des jambes remontant au-dessus des genoux, cela sans aucun phénomène douloureux. Cet œdème ne dura d'ailleurs que quelques jours et guérit spontanément.

L'affection actuelle débuta vers le milieu de l'année 1911 par des douleurs bilatérales dans les doigts; en quelques semaines, les poignets et les doigts se dévièrent définitivement. Ce fut alors le tour des orteils qui devinrent douloureux et déformés ; les genoux se prirent en même temps. La malade, très impotente, fut immobilisée au lit, puis se décida à entrer à l'hôpital en janvier 1912.

A L'ENTRÉE, 15 janvier 1912, on note :

Déviation des doigts et des poignets, qui sont douloureux. Quelques douleurs des épaules.

Genoux augmentés de volume et un peu chauds. Dilatations veineuses sous-cutanées à leur niveau avec empâtement des parties molles. Choc rotulien bilatéral. Atrophie des quadriceps. Les mouvements sont douloureux et s'accompagnent de craquements.

Tibio-tarsiennes. — Indemnes.

Orteils. — Déviés en dehors.

Cœur, poumons, tube digestif. — Indemnes.

Ni albumine, ni sucre.

Réflexes normaux.

On constate une volumineuse tumeur abdominale pour laquelle on s'arrête au diagnostic de *fibrome utérin.*

SEPTEMBRE 1913. — L'état de la malade est à peu près le même qu'à l'entrée, ni aggravation, ni amélioration notables. La marche est assez facile, l'usage des membres supérieurs est assez bien conservé et, en somme, l'impotence n'est pas très considérable. L'examen montre :

Mains. — Doigts déviés en coup de vent. En outre, l'annulaire et l'auriculaire, surtout à droite, sont légèrement fléchis sur la paume. L'articulation entre les deux premières phalanges de l'annulaire est ankylosée en légère flexion. A part cela, pas de déformations des phalanges dont les articulations jouent normalement; à signaler toutefois une luxation dorsale de la deuxième phalange du pouce droit. La force des mains est assez bien conservée.

Poignets. — Le carpe est dévié en masse du côté radial, ce qui fait saillir l'extrémité inférieure du cubitus et cause la principale déformation du poignet. Peu de gonflement osseux. Les mouvements du poignet se font assez bien et sont seulement un peu limités.

Coudes. — Indemnes.

Epaules. — Aucun signe objectif. Les mouvements d'abduction sont douloureux et limités de ce fait.

Pieds. — Grosse déviation des orteils sur le bord externe du pied. Pas de gonflement ni de déformations osseuses. Rien d'anormal aux autres articulations.

Genoux. — Volumineux et globuleux. Choc rotulien bilatéral très net. A la palpation : empâtement et épaississement synovial. La flexion est douloureuse et provoque des craquements ; elle ne dépasse pas l'angle droit.

Hanches et rachis. — Indemnes.

Muscles. — Atrophie légère des quadriceps.

EXAMEN GÉNÉRAL. — *Cœur et poumons* normaux. *Tube digestif* fonctionne bien.

Réflexes normaux. Rien à noter au système nerveux.

Corps thyroïde paraît sain.

La tumeur utérine semble stationnaire et ne cause pas de troubles.

TRAITEMENT SUIVI. — Cacodylate de soude et analgésiques. Quelques bains de vapeur.

RÉSUMÉ. — Il s'agit d'une *polyarthrite déformante primitive*. On ne trouve, en effet, aucune cause infectieuse ou toxique dans les antécédents de la malade. L'affection a débuté progressivement à cinquante-quatre ans.

L'*impotence* est relativement peu accusée. La malade marche normalement, malgré la déformation des orteils et la double atteinte des genoux. Les mains, peu déformées d'ailleurs, permettent encore les menus travaux journaliers : couture, etc.

Cette impotence est réalisée surtout par des dévia–

tions segmentaires (orteils, poignets); les lésions osseuses paraissent en effet peu accusées et il semble que les déformations doivent surtout être mises sur le compte des contractures qui ont existé au début de l'affection. Au genou, il n'en est pas de même, et l'impotence est due à l'hydarthrose, aux douleurs, à l'épaississement synovial, toutes ces lésions ayant abouti à la limitation des mouvements.

L'*évolution* de ce rhumatisme semble stationnaire. L'impotence n'augmente pas, mais ne s'améliore pas non plus. Le début de l'affection est encore trop récent pour permettre un pronostic sérieux à ce sujet. Il y a lieu de penser toutefois que les arthrites du genou, encore d'allure quelque peu « chaude », peuvent se modifier et changer la nature et le degré des troubles fonctionnels.

Le *traitement*, peu intense d'ailleurs, n'a pas donné de résultats sensibles.

Observation X

(Due à l'obligeance de M. le Dr Cade).

Polyarthrite déformante primitive. — Début à cinquante-trois ans. — Evolution progressive, mais lente. — Aggravation de l'impotence (surtout aux membres inférieurs).

B... Philiberte, cinquante-huit ans. Entrée au Perron en février 1908.

Antécédents héréditaires. — Rien de spécial à signaler.

Antécédents personnels. — A toujours toussé, mais bonne

santé générale. Pas de maladie grave. Deux fausses couches. Pas de syphilis.

AFFECTION ACTUELLE. — A débuté en 1903, à cinquante-trois ans, par des douleurs dans les doigts, puis dans les coudes et les pieds. Ce début fut lent et progressif.

En 1906. — Tuméfaction et douleurs du genou gauche.

EN 1908. — Bon aspect général.

Examen local. — Déformations typiques des *mains*, des *coudes* et des *épaules*. Le *genou gauche* est tuméfié et rappelle l'aspect d'une arthrite fongueuse. Toutes ces articulations sont douloureuses.

Examen viscéral. — *Poumons :* absolument sains. *Cœur :* souffle postsystolique doux à la pointe. Rien à la base.

Sérodiagnostic tuberculeux positif.

OCTOBRE 1913. — *Examen local : Mains.* — Déformations typiques qui, au dire de la malade, tendent plutôt à augmenter.

Poignets. — Rien à signaler.

Coudes. — Position de flexion permanente. Extension complète impossible.

Epaules. — Rien à noter.

Orteils. — Légèrement déformés.

Genoux. — Sont tuméfiés et empâtés, donnant à la vue et à la palpation les mêmes sensations qu'une arthrite fongueuse.

Examen viscéral. — Négatif. *Cœur et poumons :* Normaux.

Corps thyroïde. — Paraît sain.

RÉSUMÉ. — Il s'agit d'une *polyarthrite déformante primitive* à début chronique au moment de la ménopause.

L'*impotence* des membres supérieurs et des mains en particulier est restée stationnaire. Par contre, celle des membres inférieurs a augmenté. La malade dit qu'à son entrée au Perron, il y a cinq ans, elle pouvait marcher longtemps et facilement. Actuellement elle descend avec beaucoup de peine au jardin, et ne peut faire que quelques pas.

L'*évolution* de ce rhumatisme est lente néanmoins.

Le *traitement* (bains de vapeur, massages) n'a pas donné de résultats durables.

Observation XI

(Due à l'obligeance de M. le professeur Teissier).

Polyarthrite déformante blennorragique — Talalgie. — Traitement par les vaccins de Wright. — Amélioration de l'impotence.

L... Angelo, quarante-trois ans, serrurier, entre le 5 mai 1913, salle Saint-Augustin, pour polyarthrite rhumatismale.

Antécédents héréditaires. — Rien d'intéressant. Pas de rhumatisants dans sa famille. Deux enfants en bonne santé.

Antécédents personnels. — Aucune maladie dans l'enfance. Pas de signes de tuberculose, ni de syphilis. A souvent travaillé au dehors dans des lieux humides, mais a toujours eu des logements secs et sains.

Première crise de rhumatisme aigu il y a une dizaine d'années (vers trente ans). Les pieds seuls furent atteints et étaient très gonflés et très douloureux. L'affection dura deux à trois mois ; le malade garda le lit la moitié du temps. La guérison fut complète.

Deuxième crise rhumatismale (crise actuelle) ayant débuté il y a sept mois (en janvier 1913). Le malade avait une *blennorragie* (c'était la première) datant de quelques jours, lorsqu'il reçut un coup sur le genou gauche. Il entra dans un dispensaire où on lui fit un plâtre qu'il garda pendant un mois environ. C'est pendant ce laps de temps qu'il eut une poussée polyarticulaire rapidement généralisée. A part une amélioration de quelques jours, pendant lesquels il essaya de reprendre son travail, le malade a toujours souffert de ses articulations depuis cette époque. Ses mains se sont un peu déformées. C'est pour la persistance de son rhumatisme qu'il entre à l'hôpital.

EXAMEN LOCAL. *Juillet 1913. Mains.* — A droite, les articulations métacarpo-phalangiennes de l'index et du médius sont volumineuses; les têtes métacarpiennes sont augmentées de volume dans leur ensemble; les jointures sont douloureuses. Mouvements assez bien conservés, seule la flexion est un peu limitée. Les doigts sont un peu déjetés en coup de vent du côté cubital. Les autres articulations des doigts sont normales.

A gauche, pas de déformations. Toutes les articulations des doigts sont normales. Seule la force de la main est diminuée.

Poignets. — Droit : normal. Gauche : déformation osseuse au niveau des os du carpe qui font une légère saillie dorsale. Pas de limitation des mouvements.

Coudes. — Droit : non déformé, mais douloureux, flexion à peu près normale. Extension un peu incomplète par suite de la raideur et de la douleur. Gauche : normal.

Epaules. — Douloureuses. Mouvements difficiles du fait de la douleur seulement, semble-t-il.

Pieds. — Orteils non déformés, mais un peu douloureux. Des deux côtés : talalgie et aponévrite plantaire très nettes; la pression est douloureuse au niveau de l'insertion du tendon d'Achille, sur les deux faces du calcanéum et sur la plante. Ce sont ces douleurs des pieds qui causent au malade le plus d'impotence; elles empêchent la marche et la station debout. Elles se sont un peu améliorées depuis leur début.

Tibio-tarsiennes. — Les articulations paraissent un peu déformées, mais les mouvements sont normaux. Pas de douleurs.

Genoux. — A gauche : légère flexion permanente. Pas de déformation. Flexion et extension un peu limitées par la douleur et un certain degré de raideur ou d'ankylose. Quelques craquements.

A droite : douleurs et légère fluxion articulaire.

Des deux côtés, atrophie des quadriceps.

Hanches. — Ont toujours été indemnes, de même que le *rachis.*

Les articulations douloureuses le sont d'une façon permanente, avec exacerbations très nettes lorsque le temps est humide. Les douleurs sont également plus vives le matin au réveil. Un certain nombre de jointures ont été libérées depuis le début du rhumatisme. Les autres s'améliorent, mais d'une façon presque insensible.

Examen viscéral. — Négatif. Rien au cœur. Rien au corps thyroïde. L'urétrite est guérie.

On note seulement une exagération nette des réflexes rotuliens et un léger degré de trépidation épileptoïde.

Traitement suivi. — Bains sulfureux.

Vaccin de Wright. — Du 20 mai au 6 juin 1913, 9 injections (1 injection de 1 centimètre cube tous les deux jours). Les 2 premières à 5 millions, les 4 suivantes à 25 millions, les 3 dernières à 50 millions. Résultat peu appréciable.

Cacodylate de soude. — Depuis le 10 juin, une injection de 5 centigrammes tous les jours.

Résumé. — Il s'agit d'une polyarthrite déformante blennorragique chez un malade qui avait eu antérieurement du rhumatisme articulaire aigu. L'élément déformant est peu marqué puisqu'il n'est bien net qu'à la main droite. Il existe une talalgie bilatérale et les grosses articulations sont actuellement plus touchées que les petites.

L'impotence est assez marquée. Aux membres inférieurs elle est due à la talalgie et aux arthrites des genoux. La marche, la station debout sont impossibles. Aux membres supérieurs la force des mains est diminuée, mais les mouvements sont bien conservés. En somme, il s'agit surtout d'impotence par douleur et par raideur articulaire. Pas d'ankyloses vraies.

L'*évolution* de cette impotence paraît se faire vers l'amélioration. Le nombre des jointures touchées a diminué. Les autres se sont améliorées au point de vue fonctionnel. Mais les progrès sont très lents et il faudrait suivre longtemps le malade pour être fixé.

Le *traitement* s'est montré peu efficace.

Observation XII

(Due à l'obligeance de M. le Dr Cade).

Polyarthrite déformante primitive. — Lésions stationnaires, mais amélioration de l'impotence.

L..., cinquante-six ans, lingère. Entrée au Perron en mars 1902.

Antécédents héréditaires. — Père mort, à soixante-cinq ans, d'épistaxis. Il avait eu une attaque unique de rhumatisme articulaire aigu pendant sa vie.

Mère morte de cancer à quarante-quatre ans.

Antécédents personnels. — Rougeole dans l'enfance. Bonne santé habituelle.

Réglée de treize à cinquante et un ans, toujours normalement.

Mari mort d'accident. D'un deuxième mariage, a eu deux enfants, dont un est mort de diarrhée infantile.

Affection actuelle. — A débuté, sans cause apparente, en 1896; douleurs progressives dans les genoux et les coudes. Au bout de dix-huit mois, des déformations apparurent, les mouvements diminuèrent et d'autres articulations se prirent. Depuis, la marche de l'affection a été progressive, et les douleurs n'ont fait qu'augmenter.

En 1902. — Adipose marquée.

Examen local : Mains. — Toutes les articulations phalangiennes sont ankylosées et déformées. Coup de vent.

Les articulations métacarpo-phalangiennes et radio-carpiennes ont des mouvements très limités. La supination est très incomplète.

Coudes. — Peu de déformations. Extension complète impossible.

Epaules. — Rien à signaler.

Hanches. — Abduction très douloureuse.

Genoux. — La topographie de l'articulation est complètement modifiée ; les extrémités osseuses sont très déformées. La flexion, très douloureuse, ne dépasse pas l'angle droit.

Pieds. — Rien à signaler.

Examen viscéral. — Négatif.

Urines. — Ni albumine, ni sucre, mais beaucoup d'urates.

Système nerveux. — Rien à noter.

Corps thyroïde. — Normal.

En 1904-1905. — Constipation marquée. Douleurs au niveau de l'épigastre et du flanc droit. Guérison.

En 1909. — Bronchite aiguë, à résolution lente.

En 1913 (octobre). — Assez bon état général.

Examen local : Mains. — Déformations typiques avec combinaison des types de flexion et d'extension.

Poignets. — Pas de déformations. Limitation légère des mouvements.

Coudes. — Grosses déformations d'origine osseuse. Limitation de la supination.

Epaules. — Rien à signaler.

Orteils. — Déformations moindres qu'au niveau des mains.

Genoux. — Très volumineux, globuleux ; effacement des méplats périrotuliens. A la palpation, on a une sensation de fongosités et il semble que les déformations soient dues plutôt au gonflement des parties molles qu'à un épaississement osseux.

Hanches. — Paraissent normales.

Examen viscéral. — Négatif.

Corps thyroïde normal.

RÉSUMÉ. — Il s'agit d'une *polyarthrite déformante primitive.* On ne trouve, eneffet, aucune cause étiologique particulière ; la maladie a débuté aux approches de la ménopause, mais celle-ci a été parfaitement normale par ailleurs.

L'*impotence* s'est améliorée depuis quelques années, bien que les déformations articulaires soient restées les mêmes. La malade dit qu'à son entrée au Perron en 1902, elle était complètement infirme et clouée au lit. Elle ne pouvait aucunement se servir de ses mains. Peu à peu les douleurs diminuèrent et actuellement (1913) elle peut marcher un peu, monter les escaliers, s'habiller, coudre, etc.

L'*évolution* de ce rhumatisme n'est donc pas progressive. Les déformations, les lésions articulaires sont restées stationnaires tandis que les douleurs diminuaient et que l'impotence s'améliorait.

Le *traitement* a été peu efficace. Les bains de vapeur et les massages ont donné peu de résultats. La malade dit que l'eau froide soulageait ses douleurs.

Observation XII *bis*

(Personnelle).

Arthralgies tuberculeuses. — Impotence par douleur.

R... Jeanne, vingt-sept ans. Consulte pour des douleurs articulaires.

Antécédents héréditaires. — Père mort de bronchite chronique. Plusieurs frères ou sœurs, dont deux ont eu du rhumatisme.

Antécédents personnels. — Bonne santé dans l'enfance et l'adolescence. Pas de grossesses. Pas de syphilis. Règles normales.

Première crise rhumatismale à vingt et un ans. Toutes les articulations furent prises et l'affection dura plus de cinq mois. Guérison complète.

Deuxième crise rhumatismale quatre ans plus tard (vingt-cinq ans).

En 1911, douleurs du genou gauche qui, depuis trois mois, est gros. On constate une tumeur blanche typique que l'on immobilise.

En 1913, le genou va mieux, mais la malade se plaint d'*arthralgies* durant depuis plusieurs mois et existant, pour ainsi dire, à l'état chronique. Elles siègent au niveau de l'épaule gauche, de l'articulation métacarpo-phalangienne de l'index gauche.

La colonne vertébrale est douloureuse à la pression immédiatement à gauche de la ligne des apophyses épineuses.

Il n'existe absolument aucun signe objectif au niveau de ces diverses articulations. Ces arthralgies ne sont pas continues et subissent des périodes d'aggravation et d'amélioration successives. Les douleurs sont beaucoup plus accusées la nuit, dans la journée elles s'améliorent progressivement du matin au soir, comme si la jointure se dérouillait. Elles sont bien calmées par la cryogénine.

Ces arthralgies causent une *impotence* manifeste. La malade ne peut élever l'épaule gauche et, par suite, ne peut ni se coiffer, ni s'habiller. De même les douleurs signalées plus haut causent une certaine impotence de la main gauche qui ne peut se serrer avec énergie. Ces troubles fonctionnels évoluent parallèlement à l'intensité des phénomènes douloureux : ils sont plus marqués le matin que le soir.

II. — OBSERVATIONS DES AUTEURS[1]

Observation XIII

(In thèse Barjon).

Polyarthrite déformante consécutive au rhumatisme articulaire aigu. — Amélioration de l'impotence.

R... Catherine, vingt-trois ans, dévideuse. Pas de rhumatisants dans sa famille.

A l'âge de douze ans, première poussée de rhumatisme articulaire aigu au niveau des tibio-tarsiennes. A quatorze ans, poussée aiguë dans les poignets et les doigts. A ce moment, apparition des déformations à ce niveau. De dix-huit à vingt ans, poussées subaiguës constantes dans les articulations des mains. Depuis l'âge de vingt ans, état stationnaire.

Actuellement, à vingt-trois ans : rétrécissement et insuffisance mitrale. Déformations limitées aux mains et aux poignets. Depuis quelque temps, la malade va plutôt mieux ; elle peut se servir de ses mains ; elle travaille, depuis quelques mois, dans une usine à faire des cannettes. Elle

[1] Toutes les observations qui suivent sont résumées.

n'a pas eu de nouvelles poussées douloureuses depuis déjà longtemps.

OBSERVATION XIV

(*In* thèse Barjon).

Polyarthrite déformante consécutive au rhumatisme articulaire aigu. — Aggravation de l'impotence.

F... Marie, vingt-deux ans, tisseuse.

A dix-huit ans, crise de rhumatisme polyarticulaire aigu, ayant duré six mois. Huit mois après, deuxième crise généralisée, ayant nécessité un séjour d'un an au lit.

Ensuite, pendant plus de six mois, elle a pu travailler, mais ses mouvements étaient gênés.

Depuis un an et demi, est retombée tout à fait et n'a pas quitté le lit. Toutes les grandes articulations sont atteintes, surtout les épaules très déformées et les genoux. Raideur des mouvements.

Pas encore de déformations digitales, seulement quelques nouures; mais les poussées douloureuses y sont fréquentes, les mouvements sont raides et douloureux, tout fait prévoir une déformation très prochaine des petites articulations.

Insuffisance et rétrécissement mitral.

Atrophies musculaires considérables, surtout aux épaules.

La malade, de plus en plus impotente, est en train de devenir infirme et ne quitte plus le lit.

OBSERVATION XV

(*In* thèse Barjon).

Polyarthrite déformante secondaire au rhumatisme vrai. — Amélioration de l'impotence.

A... Clémence, soixante-trois ans, brodeuse.

Douleurs articulaires vagues vers la vingtième année.

A trente-cinq ans, poussée rhumatismale (poignets et mains) qui guérit complètement.

A quarante-six ans, poussée polyarticulaire subaiguë. Le gonflement mit trois ans à disparaître; la malade fut améliorée à cette époque par trois séjours successifs à Aix-les-Bains. Mais à mesure que le gonflement disparaît, les doigts commencent à se déformer.

A son entrée au Perron, malade impotente, marche péniblement avec des béquilles. Arthrites déformantes des doigts, des poignets, du coude gauche, du genou droit.

En février 1897, le rhumatisme s'est généralisé, toutes les articulations qui étaient saines à l'entrée ont été atteintes successivement.

Mais depuis dix mois, amélioration considérable : toutes ses articulations vont mieux, elle n'en souffre à peu près plus et elle peut marcher sans béquilles.

Observation XVI

(*In* thèse Barjon).

Polyarthrite déformante primitive. — Amélioration légère de l'impotence.

B... Françoise, cinquante-trois ans, tisseuse. Début insidieux des douleurs à dix-neuf ans dans les genoux et les pieds. Pas de séjour au lit. Ces douleurs reviennent tous les ans.

En 1881, douleurs rhumatoïdes articulaires plus fortes.

En 1889, marche pénible à petits pas. Douleurs de toutes les articulations. Déformations polyarticulaires.

En 1897, va assez bien. Impotence peu marquée. Les grandes articulations sont assez libres. Les déformations portent surtout sur les doigts et les orteils.

Observation XVII

(In thèse Barjon).

Polyarthrite déformante primitive. — Aggravation de l'impotence.

C... Adrienne, quarante-six ans, raccommodeuse de dentelles. Début lent et insidieux à trente-trois ans, par des douleurs dans les poignets, puis dans les doigts, dans les pieds, etc. Jamais de rhumatisme aigu, ni aucune maladie antérieure.

Polyarthrite déformante typique. Rien au cœur.

En 1897 (treize ans après le début), elle est confinée au lit depuis trois mois. Mêmes localisations et déformations que précédemment, mais plus accusées. Tendance vers la phase myélopathique.

Observation XVIII

(In thèse Barjon).

Rhumatisme déformant des doigts consécutif au rhumatisme articulaire aigu. — Amélioration de l'impotence.

B... Félicie, cinquante-quatre ans, coiffeuse. A treize ans, atteinte de rhumatisme. A dix-neuf ans, rhumatisme articulaire aigu, avec rougeur, douleur, gonflement de la plupart des articulations.

Ensuite, elle avait souvent des poussées subaiguës dans toutes les articulations et gardait chaque fois le lit de trois à six mois. Dans l'intervalle, bonne santé, pas de douleurs. Les déformations ont commencé à cinquante ans. A l'entrée : déformations des doigts ; les autres articulations ne présentent rien d'anormal.

En 1897, la malade va très bien, se sert bien de ses bras et de ses jambes, n'est pas impotente du tout et ne souffre pas. On ne constate absolument rien dans les grandes articulations. Les articulations des doigts sont presque toutes libres.

Observation XIX

(*In* thèse Barjon).

Polyarthrite déformante primitive. — Aggravation de l'impotence.

D... Françoise, cinquante-deux ans, lingère. Privations, misères, logement humide. Pas de rhumatisme articulaire aigu. Début chronique à trente-sept ans, par du gonflement douloureux des articulations phalangiennes. Marche progressive dès le début, peu à peu toutes les articulations furent atteintes, depuis elles sont restées douloureuses et raides avec exaspérations fréquentes.

En 1897 (quinze ans après le début), rhumatisme chronique déformant généralisé, impotence très marquée, marche très difficile. Mains impropres à tout travail.

Tuberculose pulmonaire probable.

Observation XX

(*In* thèse Barjon).

Polyarthrite déformante primitive. — Amélioration de l'impotence.

B..., quarante-trois ans, tisseuse. Début à vingt-quatre ans, par la main droite (doigts et poignet) : douleurs et tuméfaction légère. Puis état stationnaire pendant dix ans. Puis reprise de la maladie : envahissement de la main et du pied gauches.

En 1896 (dix-neuf ans après le début) : déformations marquées aux quatre membres, d'origine tendineuse et osseuse. Marche de plus en plus difficile.

En 1897, les déformations persistent. Impotence peu marquée. Peut marcher et se promener.

Observation XXI

(*In* thèse Barjon).

Rhumatisme déformant des pieds ayant succédé à un rhumatisme subaigu. — Aggravation de l'impotence.

R..., quarante-six ans, tisseur. A vingt-cinq ans, rhumatisme subaigu avec rougeur, gonflement dans les deux pieds (tarse et tibio-tarsienne). Séjour de trois mois à l'hôpital. Les déformations des pieds ont commencé de suite après et ont progressé. Depuis deux ans, douleurs dans les genoux et les hanches. Quand il est entré au Perron, il marchait encore bien, sans canne parfois. Ce n'est que depuis deux ans qu'il est confiné au lit, marchant peu et fort péniblement appuyé sur deux bâtons. Déformations typiques des pieds ; gros orteils déviés en dedans. Douleurs et craquements dans les genoux, sans déviations des surfaces articulaires. Aspect myélopathique. Rien aux membres supérieurs.

Observation XXII

(*In* thèse Barjon).

Polyarthrite déformante consécutive au rhumatisme articulaire aigu. — Evolution progressive. — Aggravation de l'impotence.

G... Christine, quarante-huit ans, modiste. A trente-cinq ans, douleurs rhumatismales de l'épaule gauche, fièvre, douleurs très vives. Poussées subaiguës successives dans l'épaule droite, les poignets, les doigts, enfin les pieds. Un an après, douleurs très vives et gonflement des genoux. A l'entrée : polyarthrite déformante généralisée ; jambes fléchies à 120° : colonne vertébrale atteinte.

En 1897 (treize ans après le début), la malade est une véritable infirme toute courbée et pelotonnée sur elle-même. Elle demande cependant encore à se lever, on l'habille et on la met dans un fauteuil où elle passe une partie de la journée. Elle souffre continuellement jour et nuit. Toutes les articulations sont prises, déformées et ankylosées. Elle ne peut faire aucun mouvement. Atrophie et contractures marquées.

Observation XXIII

(*In* thèse Ferry).

Polyarthrite déformante d'origine blennorragique. Evolution progressive. — Aggravation de l'impotence.

A... Alphonse, trente-trois ans, employé de commerce. A seize ans, blennorragie avec arthrite du genou droit, puis fluxion des genoux et des chevilles. Jusqu'à vingt et un ans, douleurs fréquentes. A dix-huit ans, gonflement des pieds et des genoux, des sterno-claviculaires. Puis les douleurs gagnent toutes les articulations ; les ankyloses et les déformations commencent, et augmentent progressivement.

A trente-trois ans, polyarthrite déformante et ankylosante généralisée. Malade complètement soudé.

Observation XXIV

(*In* thèse Ferry).

Polyarthrite déformante secondaire au rhumatisme articulaire aigu. — Aggravation de l'impotence.

L... Henri, quarante-et-un ans, découpeur. A six ans, crise

de rhumatisme articulaire aigu. A dix-sept ans, blennorragie sans douleurs articulaires. A vingt-deux ans, rhumatisme articulaire aigu généralisé. Depuis lors, douleurs continuelles et déformations progressives ; quelques périodes aiguës et fébriles. A vingt-huit ans, il ne peut plus marcher et entre aux chroniques. Envoyé à Brévannes à trente-quatre ans ; depuis lors, les déformations n'ont pas cessé d'augmenter. A quarante-et-un ans, polyarthrite déformante presque généralisée.

Observation XXV

(*In* thèse Cazal).

Polyarthrite déformante à début aigu et à marche rapide. — Evolution progressive. — Etiologie discutable. — Aggravation de l'impotence.

L... Rosalie, quarante-neuf ans, couturière. Rougeole, variole dans le jeune âge. Habitation humide, fièvre typhoïde vers quarante ans. Jamais de rhumatisme articulaire aigu. Ménopause à quarante-quatre ans. Début à quarante-cinq ans, par douleurs des épaules, très brusque, avec frissons, fièvre, sueurs abondantes. Les diverses articulations se prennent successivement et se déforment rapidement. Depuis lors poussées aiguës fréquentes avec fièvre. Avant son entrée à la Salpêtrière, il y a un an, elle pouvait marcher ; depuis lors cela lui est impossible ; elle est dans une impotence presque absolue et clouée au lit. Grosse atrophie musculaire. Rien au cœur ni aux poumons.

Observation XXVI

(*In* thèse Limasset : obs. de Launois).

Polyarthrite déformante d'origine blennorragique. Amélioration de l'impotence.

L... Paul, quarante-quatre ans, artiste dramatique. Première blennorragie à vingt ans, deuxième à trente ans, avec plusieurs arthrites qui guérissent sans laisser de traces, troisième à trente-trois ans, avec arthrites métatarsiennes, tibio-tarsiennes et du genou gauche. Déformations des orteils; quatrième, six mois plus tard, même localisations articulaires qui guérissent encore, mais beaucoup plus lentement; cinquième blennorragie en 1898, polyarthrite déformante généralisée, atrophie très marquée. Impotence absolue. Au bout de quatre mois, amélioration progressive. En 1900, les déformations ne sont plus apparentes qu'aux pieds. Grosse amélioration de l'impotence; la marche est possible, etc.

Observation XXVII

(*In* thèse Gonthier).

Rhumatisme amyotrophique. — Atrophie de tout le membre supérieur par une arthrite du poignet. — Impotence de cause musculaire.

D..., cinquante-trois ans, modiste.

Antécédents héréditaires. — Père mort de tuberculose probable. De quinze frères ou sœurs, il n'en reste que cinq, les autres étant morts d'affections ignorées de la malade.

Antécédents personnels. — A eu six enfants. Tous sont morts : l'un d'un sarcome, les autres de manifestations tuberculeuses diverses, méningées, osseuses, etc.

A trente ans, crises de rhumatisme polyarticulaire ; guérison en quatre mois.

Quelques années après, deuxième crise subaiguë de rhumatisme limitée aux membres inférieurs.

Peu après, elle souffrit du poignet droit ; très vite, dans l'espace de quinze jours, il s'ankylosa

Quatre mois après, l'examen de la malade montre :

Genoux déformés par épaississement synovial et osseux.

Mouvements incomplets ; jambe en demi-flexion sur la cuisse.

Poignet droit déformé par épaississement osseux et ankylosé. Tout mouvement spontané est impossible.

Au membre supérieur droit, l'atrophie des muscles est générale, surtout sur ceux de la main, de l'avant-bras, du bras et de l'épaule. Les mouvements d'élévation du bras, pour se peigner, par exemple, sont très difficilement exécutés.

L'amyotrophie porte surtout sur les interosseux de la main et sur l'avant-bras. Elle frappe tous les muscles, mais peut-être plus particulièrement les antéro-externes, et elle s'est accentuée surtout depuis un mois.

Aux membres inférieurs, les différences ne sont pas aussi sensibles, mais appréciables cependant ; le côté gauche a 2 centimètres de moins au tiers supérieur de la jambe qu'à droite.

Réflexes normaux.

Examen viscéral négatif. Bon état général, mais le considérable amoindrissement de la force musculaire rend tout mouvement pénible et difficile.

CONCLUSIONS

I. — Dans les affections rhumatismales chroniques l'impotence reconnaît quatre grandes causes : la douleur, les lésions articulaires, les troubles musculaires, les lésions des tissus fibreux.

II. — L'*impotence par douleur* se manifeste sous de nombreuses formes : douleurs articulaires, musculaires, osseuses, etc. Sa gravité dépend de la cause et du siège des phénomènes douloureux, mais semble n'avoir pas de rapport avec l'étiologie du rhumatisme.

III. — L'*impotence par lésions articulaires* résulte d'une des quatre grandes variétés d'arthrites rhumatismales chroniques : arthrite simple, hydarthrose, arthrite plastique, arthrite déformante. Ces arthrites réalisent l'impotence par divers mécanismes dont les plus fréquents sont : l'ankylose, la laxité ligamentaire, les lésions de l'appareil de glissement (synoviale, cartilages, extrémités osseuses), les luxations. La gravité des troubles observés résulte d'un certain nombre de facteurs tels que l'état local, l'étiologie du rhumatisme, le terrain, l'âge du malade.

IV. — L'*impotence de cause musculaire* résulte soit d'une lésion anatomique, soit d'un trouble fonctionnel des muscles. Le premier groupe comprend les myosites rhumatismales chroniques et les synovites tendineuses de même nature. Quant aux troubles fonctionnels (atrophie, contractures, paralysies), ils sont d'origine soit abarticulaire (compressions nerveuses, névrites, etc.) soit articulaire. Ces derniers sont les plus fréquents ; ils réalisent l'impotence par divers mécanismes : limitation des mouvements et faiblesse musculaire s'il s'agit d'atrophies, déviations segmentaires s'il s'agit de contractures.

V. — L'*impotence par lésions des tissus fibreux* varie avec les diverses formes anatomo-cliniques observées. Le rhumatisme fibreux peut, en effet, être généralisé ou localisé (rétraction des aponévroses palmaire ou plantaire, périarthrites, etc.). L'impotence résulte de la limitation des mouvements et de déviations segmentaires ; sa gravité est commandée par certains facteurs d'ordre local et général.

VI. — Chacune des diverses causes d'impotence peut exister à l'état isolé, mais, généralement, elles s'associent entre elles pour réaliser des types cliniques plus ou moins compliqués. Il y a donc des impotences de cause unique (par douleur seule, par lésions fibreuses) et des impotences de causes multiples (du type musculaire et surtout du type articulaire). Le pronostic général de l'impotence dans les affections rhumatismales chroniques tient à cette complexité plus ou moins grande de l'état local ; par contre, pour une lésion anatomique donnée, l'évolution des troubles fonctionnels semble indépendante de l'étiologie du rhumatisme.

VII.— Le *traitement de l'impotence*, qui utilise des moyens physiques, médicamenteux et chirurgicaux, donne des résultats variables suivant la cause de l'impotence.

L'impotence par douleur et celle du type musculaire sont presque toujours améliorées ou guéries, plus ou moins rapidement.

L'impotence par lésions fibreuses donne d'heureux résultats dans les cas récents ; elle est très rebelle, au contraire, dans les formes anciennes.

Dans l'impotence du type articulaire, s'il s'agit d'arthrite simple, le traitement est efficace. Dans les arthrites plastiques, ses effets sont très variables, suivant les lésions anatomiques, l'ancienneté du cas, etc. Dans les arthrites déformantes du type fibreux, on peut avoir des améliorations anatomiques, et fonctionnelles; dans celles du type osseux, si parfois on peut améliorer l'impotence, le résultat est toujours incomplet et les déformations ne sont pas modifiées.

BIBLIOGRAPHIE

Nous n'avons pas la prétention de donner toute la bibliographie du rhumatisme chronique ; ce serait d'ailleurs sortir de notre sujet. Nous ne signalerons que les publications qui nous ont servi pour la rédaction de notre travail.

A. — DIVERSES CAUSES ET PRONOSTIC DE L'IMPOTENCE

ABRAHAMS (Bertram-L.), Discussion on Rheumatoid Arthritis, Arthritis Deformans, and their Allies *(Clinical Society of London,* 10 mars 1905 ; *Lancet,* 18 mars 1905, p. 717).

— Les formes du rhumatisme déformant *(British medical Journal,* 22 avril 1905).

ACHARD, Application des rayons Rœntgen à l'étude du rhumatisme déformant blennorragique *(Société médicale des Hôpitaux de Paris,* juillet 1896, p. 608).

AMARAL (Do), *Contribution à l'étude du rhumatisme blennorragique ; arthropathies graves avec amyotrophie* (thèse de Paris, 1891).

ANDRIEU, *Rhumatisme tuberculeux chez les enfants* (thèse de Lyon, 1903).

BALLET (G.), Des spasmes musculaires consécutifs aux lésions rhumatismales des jointures *(Gazette des Hôpitaux,* 1888, p. 624 ; *Société médicale des Hôpitaux de Paris,* 8 juin 1888).

BANNATYNE (G.-A.), Reflexes : their relation to diagnosis in rheumatoid arthritis *(Lancet,* 10 janvier 1903, p. 133).

— Some Remarks on the Relationship between Acute Infective Rheumatism and Rheumatoid Arthritis *(Chelsea Clinical Society,* 19 mars 1901 ; *Lancet,* 30 mars 1901, p. 936).

— *Rheumatoid Arthritis : its Pathology, Morbid Anatomy, and Treatment,* London, Simpkin, Marshall, Hamilton, Kent and C°, 1898.

Bannatyne, Wohlmann (A.-S.), Blaxall (F.-R.), Rheumatoid Arthritis : its Clinical History, Etiology, and Pathology (*Lancet*, 25 avril 1896, p. 1120).

Barbier, Sur les phénomènes extra-pulmonaires de la tuberculose à la période de germination (*Bulletin médical*, 1903, p. 265, 409).

Barjon, *Syndrome rhumatismal chronique déformant* (thèse de Lyon, 1897).

Bérard et Destot, De la polyarthrite tuberculeuse déformante ou pseudo-rhumatisme chronique tuberculeux. Démonstrations radiographiques (*Congrès français de Chirurgie*, octobre 1897 ; *Bulletin médical*, 1897, p. 1036).

Besnier, Article Rhumatisme (*Dictionnaire Dechambre)*.

Blocq, Thèse de Paris, 1888.

Bonnet, *Traité des maladies des articulations*, 1845.

Brown-Sequard, *Leçons sur les vaso-moteurs*, 1870, traduites en 1872.

Carrière, les Troubles nerveux périphériques de la tuberculose pulmonaire (*Gazette des Hôpitaux*, 1901, n° 109, p. 1041).

Cave (E.-J.), Discussion on Rheumatoid Arthritis (*Medical Society of London*, nov. 27th 1905 ; *Lancet*, 2 décembre 1905, p. 1620 ; *The British Medical Association*, 31 juillet 1901).

Cazal, *De l'étiologie du rhumatisme chronique déformant des extrémités à la Salpêtrière* (thèse de Paris, 1897).

Cellerier, *De la tuberculose dans l'étiologie de la sciatique* (thèse de Lyon, 1904).

Charcot, Thèse de Paris, 1853.

— Sur l'atrophie musculaire qui succède à certaines lésions articulaires (*Progrès médical*, 1882, p. 377 et 397).

— Sur l'atrophie musculaire consécutive au rhumatisme articulaire chronique (*Progrès médical*, 1882, p. 475).

— Leçons sur les maladies du système nerveux (*Œuvres complètes*, t. III).

— Leçons sur les maladies des vieillards (*Œuvres complètes*, t. VII).

Chatain, *Emploi de la cryogénine contre le rhumatisme tuberculeux* (thèse de Lyon, 1904).

Chauffard, *Affections rhumatismales des tissus cellulaires sous-cutanés* (thèse d'agrégation, 1886).

Church (H.-M.), Rheumatoid Arthritis (*Edinburgh Obstetrical*

Society, 10 novembre 1909 ; *Lancet*, 27 novembre 1909, p. 1597).

CLAISSE, Rhumatisme thyroïdien chronique (*Société médicale des Hôpitaux*, 15 mai 1908 ; *Gazette des Hôpitaux*, 1908, p. 691, nº 58).

CUBERTAFON, *Des arthrites tuberculeuses à forme rhumatismale* (thèse de Paris, 1903).

DANIEL (P.), Edited by CANTLIE (J.), *Arthritis : A Study of the Inflammatory Diseases of the Joints* (London : John Bale, Sons, and Danielsson, 1912).

DAUBAN, *Contribution à l'étiologie du rhumatisme chronique progressif. Polyarthrite chronique progressive consécutive au rhumatisme scarlatineux* (thèse de Paris, 1894-1895).

DEBOVE, Note sur les atrophies musculaires d'origine articulaire (*Progrès médical*, 11 décembre 1880, p. 1011).

DECHAMBRE, Article ARTICULATIONS (*Dictionnaire Encyclopédique des Sciences médicales*).

DELMAS et ROGER, Rhumatisme blennorragique chez la femme enceinte (*Gazette des Hôpitaux*, 1908, nº 91, p. 1083).

LE DENTU et DELBET, Arthrite sèche ou déformante par Dujarier (*Traité de Chirurgie*, t. VII).

DEROCHE, *Etude clinique et expérimentale sur les atrophies réflexes articulaires* (thèse de Paris, 1890).

DESTERNES, Radiodiagnostic des rhumatismes chroniques (*Journal médical français*, 1912, p. 194).

DESTOT, Caractères radiographiques comparés de la goutte, du rhumatisme chronique et de la tuberculose (*Lyon médical*, 1897, I, p. 88).

DESTOT et BARJON, De l'emploi des rayons X dans l'étude de la structure osseuse et de ses modifications pathologiques : goutte, rhumatisme, arthropathies nerveuses, etc. (*Province médicale*, 30 janvier 1897).

DEZ, *Rhumatisme musculaire tuberculeux* (thèse de Lyon, 1905).

DEZANNEAU, *Du rhumatisme blennorragique et de son traitement* (thèse de Paris, 1896).

DIAMANTBERGER, Pathogénie thyroïdienne des rhumatismes (*Société médicale des Hôpitaux de Paris*, 16 octobre 1908 ; *Gazette des Hôpitaux*, 1908, p. 1438).

DIEULAFOY, *Manuel de Pathologie interne*, t. IV.

DRESCHFELD, Rheumatic arthritis and other allied Joint Affections. Exhibition of case *(Manchester medical Society*, 3 décembre 1902 ; *Lancet*, 10 janvier 1903, p. 102).

DUCHENNE (de Boulogne), *Physiologie des mouvements*, Paris, 1867.

DUFOUR, *Myélopathie blennorragique* (thèse de Paris, 1889).

DYCE DUCKWORTH, Discussion on the Clinical and Pathological Relations of the Chronic Rheumatic and Rheumatoid Affections to Acute Rheumatism *(Chelsea Clinical Society*, 19 mars 1901 ; *Lancet*, 30 mars 1901, p. 936).

— *Traité de la goutte*, traduction Rodet, Paris, 1892.

FASQUELLE, *Contribution à l'étude de la contracture de Dupuytren* (thèse de Lyon, 1892).

FÉOLDE, *Contribution à l'étude des myalgies* (thèse de Paris, 1893).

FERRY, *Contribution à l'étude étiologique du rhumatisme chronique déformant à forme polyarticulaire* (thèse de Paris, 1910).

FONTAINE, *les Achyllodynies par exostoses rétro-calcanéennes* (thèse de Paris, 1911-1912).

FORESTIER, De la spondylose rhumatismale ou rhumatisme vertébral chronique, sa forme pseudo-névralgique *(Archives générales de Médecine*, juillet-août 1901).

— Déformations rachidiennes. Trois cas de spondylose rhumatismale ankylosante *(Nouvelle Iconographie de la Salpêtrière*, 1904, n° 2, p. 88).

FORTESCUE FOX (R.), Discussion upon Rheumatism *(Hunterian Society*, may 6th 1908 ; *Lancet*, 30 mai 1908, p. 1551).

— Rheumatoid Arthritis *(Hunterian Society*, 27 mars 1895).

— The Varieties of Rheumatoid Arthritis *(Lancet*, 13 juillet 1895, p. 79).

FOURNIER, Contribution à l'étude du rhumatisme blennorragique *(Annales de Dermatologie et de Syphiligraphie*, 1869).

— De la sciatique blennorragique *(Union Médicale*, 1868).

FULLER, *On rheumatism, gout and sciatiqua*, 1860.

GARROD (Alfred Baring), *la Goutte et le rhumatisme goutteux*, Paris, 1867, trad. Ollivier, annoté par J.-M. Charcot.

GARROD (A.-E.), Discussion on Rheumatoid Arthritis *(Medical Society of London*, novembre 27th 1905 ; *Lancet*, 2 décembre 1905).

— Discussion on Rheumatoid Arthritis, Arthritis Deformans and their Allies *(Clinical Society of London*, 10 mars 1905).

GARROD (A.-E.), The clinical and pathological relations of the Chronic Rheumatism and Rheumatoid Affections to acute infective Rheumatism *(Lancet,* 16 mars 1901, p. 774).

— Chronic Diseases of Joints usually Comprised in the Terms Chronic Rheumatism, Osteo-Arthritis, and Rheumatic Gout *(The British Medical Association,* 31 juillet 1901 ; *Lancet,* 3 août 1901, p. 328).

GAULÉJAC (DE), Nouvelle étude anatomo-pathologique et pathogénique des lésions articulaires myopathiques *(Gazette des Hôpitaux,* 1901, n° 13, p. 113).

GAUTHIER DE CHAROLLES, Nouvelle interprétation pathogénique des amyotrophies arthropathiques. Rôle de la sécrétion synoviale *(Lyon médical,* août 1899).

GONTHIER, *Etude sur les rhumatismes amyotrophiques* (thèse de Paris, 1910).

HALE WHITE (W.), Discussion on rheumatoid arthritis, arthritis deformans and their Allies *(Clinical Society of London,* 10 mars 1905 ; *Lancet,* 18 mars 1905, p. 717).

HAYEM et PARMENTIER, Contribution à l'étude des manifestations spinales de la blennorragie *(Revue de Médecine,* 1888, p. 433).

HAWTHORNE (C.-O.), *Rheumatism, Rheumatoid Arthritis, and Subcutaneous Nodules* (London : S. and A. Churchill, 1900).

— Discussion on the Clinical and Pathological Relations of the Chronic Rheumatic and Rheumatoid Affections to Acute Rheumatism *(Chelsea Clinical Society,* 12 mars 1901 ; *Lancet,* 23 mars 1901, p. 858).

HERRINGHAM (W.-P.), Chronic Diseases of Joints usually Comprised in the Terms Chronic Rheumatism, Osteo-Arthritis, and Rheumatic Gout *(The British Medical Association,* 31 juillet 1901 ; *Lancet,* 3 août 1901, p. 329).

HOFFA, Des atrophies musculaires consécutives aux arthrites *(XXIe Congrès de la Société Allemande,* Berlin, 1892).

HORAND (R.), Tuberculose inflammatoire de l'aponévrose palmaire *(Lyon médical,* 10 mars 1907).

HOWARD MARSH, The Bradshaw Lecture on Infective Arthritis *(Lancet,* 13 décembre 1902, p. 1603).

HUNTER (John), *Œuvres complètes,* traduction Richelot, 1839.

HUTCHINSON, Diagnostic and locations of lumbago *(Arch. of Surgery,* avril 1897).

JACCOUD, *Cliniques de la Charité,* 1874.

JACQUET, Recherches de clinique et de bactériologie sur le rhumatisme blennorragique *(Annales de Dermatologie et de Syphiligraphie,* juin 1892 ; *Semaine médicale,* 1892, p. 237).

— Rhumatisme musculaire d'origine blennorragique *(Société médicale des Hôpitaux de Paris,* 21 mai 1897).

JEANSELME, Troubles trophiques dans la blennorragie *(Semaine médicale,* 1895, p. 264 ; *Annales de Dermatologie et de Syphiligraphie,* 1895, p. 525).

Journal médical français, 1912, p. 177. Numéro consacré aux rhumatismes chroniques.

JOUVE, *Contribution à l'étude du rhumatisme vertébral chronique et de la spondylose rhyzomélique* (thèse de Lyon, 1902).

JULLEMIER, *Contribution à l'étude du rhumatisme scarlatineux chez l'enfant* (thèse de Paris, 1902).

KIENBOCK, la Radiologie dans l'étude de l'arthrite blennorragique *(Paris médical,* 1912, I, p. 138).

KLIPPEL, Lésions des cellules des cornes antérieures de la moelle, consécutives aux arthrites *(Bulletin de la Société Anatomique,* novembre 1887 et janvier 1888).

— Des accidents nerveux du rhumatisme chronique et de la goutte *(Ann. de Méd. et de Chir.,* 1885, p. 195).

KLIPPEL et WEIL (Math.-Pierre), les Formes cliniques des rhumatismes amyotrophiques *(Semaine médicale,* 20 juillet 1910).

KOPELMAN, *Contribution à l'étude de la spondylose rhizomélique* (thèse de Paris, 1912).

KRIKORTZ, *Contribution à l'étude du rhumatisme musculaire* (thèse de Paris, 1900).

LABERNADIE, *les Exostoses sous-calcanéennes et la talalgie* (thèse de Paris, 1910).

LAMY, *Torticolis et lumbago articulaires* (thèse de Paris, 1895).

LANCEREAUX, Rhumatisme et goutte *(Leçons de clinique médicale,* Paris, 1892).

— *Traité de la goutte,* Paris, 1910.

LANE (W. Arbuthnot), Discussion on the Clinical and Pathological Relations of the Chronic Rheumatic and Rheumatoid Affections to Acute Rheumatism *(Chelsea Clinical Society,* 19 mars 1901 ; *Lancet,* 30 mars 1901, p. 936).

LECÈNE, PROUST et TIXIER, Affections des articulations *(Précis de Pathologie chirurgicale,* collection Masson, t. I).

LÉCORCHÉ, *Traité de la goutte*, Paris, 1884.

LEVET, *Rhumatisme tuberculeux. Arthrite ankylosante d'origine tuberculeuse* (thèse de Lyon, 1903).

LÉVI (L.) et H. DE ROTHSCHILD, Conception pathogénique du rhumatisme chronique *(Gazette des Hôpitaux*, 1906, p. 992).

— Rhumatisme chronique thyroïdien *(Société médicale des Hôpitaux*, 10 avril 1908 ; *Gazette des Hôpitaux*, 1908, p. 524, n° 44).

— A propos du rhumatisme chronique thyroïdien tuberculeux *(Société médicale des Hôpitaux*, 12 juin 1908 ; *Gazette des Hôpitaux*, 1908, p. 811, n° 68).

LÉVY, *Des accidents nerveux au cours des arthropathies blennorragiques* (thèse de Paris, 1897).

LIMASSET, *Etude sur une forme myélopathique du blenno-rhumatisme* (thèse de Paris, 1900).

LIONNET, *les Arthropathies rhumatiformes au cours de la tuberculose pulmonaire chez l'enfant* (thèse de Paris, 1904).

LITTLE, Chronic Rheumatic Arthritis *(Transact. of path. Soc. of London*, 1860).

LLEWELYN JONES, Reflexes : Their Relation to diagnosis in Rheumatoid Arthritis *(Lancet*, 27 décembre 1902, p. 1746).

— Arthritis Deformans *(Royal Society of Medicine*, 9 mars 1910 ; *Lancet*, 26 mars 1910, p. 859 et 9 avril 1910, p. 997).

— *Arthritis Deformans : Comprising Rheumatoid Arthritis, Osteo-Arthritis, and Spondylitis Deformans* (London : Simpkin, Marshall, Hamilton, Kent and C°, 1909).

LOVET (R.-W.), Atrophie des muscles et des os, résultant de maladies des articulations, des traumatismes et de l'immobilisation *(Journal of the Amer. med. Association*, vol. LVIII, n° 21, p. 1576, 25 mai 1912).

MACALISTER (C.-J.), Post-graduate demonstration on Rheumatoid Arthritis *(Lancet*, juillet 1904, p. 194).

MACNAMARA, Discussion on the Clinical and Pathological Relations of the Chronic Rheumatic and Rheumatoid Affections to Acute Rheumatism *(Chelsea Clinical Society*, 12 mars 1901 ; *Lancet*, 23 mars 1901, p. 858).

MAILLAND, Rhumatisme tuberculeux ou pseudo-rhumatisme infectieux d'origine bacillaire *(Gazette hebdomadaire de Médecine et de Chirurgie*, 4 novembre 1900, p. 1045).

MALIM (J.-W.), Reflexes : their relation to diagnosis in Rheumatoïd Arthritis *(Lancet,* 10 janvier 1903, p. 133).

MARFAN, les Pseudo-rhumatismes infectieux *(Gazette des Hôpitaux,* 1888).

MARIE (P.), Rhumatisme chronique infectieux. Rhumatisme chronique arthritique *(Leçons de Clinique médicale,* Paris, 1896).

MARINESCO, *Maladies des muscles,* in Brouardel et Gilbert, XXXVIII, 1910.

MAUCLAIRE, les Arthrites tuberculeuses d'allure rhumatismale ou rhumatoïdes *(Bulletin médical,* 1903, p. 567).

MAYET et CUILLERET, Troubles trophiques liés au rhumatisme noueux *(Société des Sciences médicales de Lyon,* mars 1888 ; *Lyon médical,* 1888, I, p. 692).

MÉNARD, *Origine thyroïdienne du rhumatisme chronique progressif et déformant* (thèse de Paris, 1907-1908).

— Considérations cliniques sur le rhumatisme chronique par insuffisance thyroïdienne *(XVIIe Congrès international de médecine,* Londres, août 1913).

MENJAUD, *De la rétraction spontanée et progressive des doigts dans ses rapports avec la goutte et le rhumatisme goutteux* (thèse de Paris, 1861).

MERSON. *Du rhumatisme tuberculeux observé récemment dans les sanatoria de Leysin* (thèse de Lyon, 1903).

MILIAN, Forme myélopathique du blenno-rhumatisme *(Presse médicale,* 1899, p. 201).

MORTON (R.), The X Ray Diagnosis of Some Forms of Arthritis *(The British Medical Association,* 26 juillet 1912 ; *Lancet,* 24 août 1912, p. 518).

MOURIQUAND (G.), Rhumatisme tuberculeux infantile *(Gazette des Hôpitaux,* 1904, p. 69, n° 8).

MOUSSOUS, *Contribution à l'étude des atrophies musculaires succédant aux affections articulaires* (thèse de Bordeaux, 1885).

MULLER et F. BARKER, Différenciation des maladies désignées sous le nom d'arthrite chronique *(XVIIe Congrès international de Médecine,* Londres, août 1913).

OLIVER (G.), Discussion upon Rheumatism *(Hunterian Society,* may 6th 1908 ; *Lancet,* 30 mai 1908, p. 1551).

OLLIVIER, *Des atrophies musculaires* (thèse d'agrégation, 1869).

OUDIN, Contribution à l'étude des atrophies musculaires d'origine blennorragique *(Bulletin de la Société française de Dermatologie et de Syphiligraphie,* 1892, p. 398).

PARISOT, *Pathogénie des atrophies musculaires* (thèse d'agrégation, 1886).

PATEL, Rhumatisme tuberculeux chez l'enfant (2 observations) *(Gazette des Hôpitaux*, 1902, p. 399).

— Rhumatisme tuberculeux *(Revue de Chirurgie*, 1901, p. 801, t. II).

PERDRIZET, *Rétraction de l'aponévrose palmaire d'origine tuberculeuse. Rhumatisme tuberculeux abarticulaire* (thèse de Lyon, 1904).

PICAUD, *Lumbago et rhumatisme spinal* (thèse de Paris, 1900).

PITRES et VAILLARD, Névrites périphériques dans le rhumatisme chronique *(Société de Biologie*, juin 1886 ; *Revue de Médecine*, 1887).

PONCET et LERICHE, le Rhumatisme tuberculeux *(Bibliothèque de la Tuberculose*, 1909).

— La tuberculose inflammatoire *(Bibliothèque de la Tuberculose*, 1912).

— Rhumatisme tuberculeux ankylosant. Arthrites plastiques. Ankyloses osseuses d'origine tuberculeuse *(Académie de Médecine*, 18 octobre 1904 ; *Revue de Chirurgie*, 1905).

POTAIN, Des déformations du rhumatisme chronique osseux *(Semaine médicale*, 1896, p. 445).

POYNTON et PAINE, The Experimental Production of the Osteoarthritic Variety of Rheumatoid Arthritis *(Pathological Society of London*, 7 janvier 1902 ; *Lancet*, 11 janvier 1902, p. 90).

— *Meeting of the British Medical Association Manchester*, 1er août 1902.

— Discussion on the Clinical and Pathological Relations of the Chronic Rheumatic and Rheumatoid Affections to Acute Rheumatism *(Chelsea Clinical Society*, 12 mars 1901).

RAYMOND, Des différentes formes de leptomyélites tuberculeuses *(Revue de Médecine*, 1886, p. 230).

— Recherches expérimentales sur la pathogénie des atrophies musculaires consécutives aux arthrites traumatiques *(Revue de Médecine*, 1890, p. 374).

— Les complications nerveuses de la blennorragie *(Gazette des Hôpitaux*, 1891, p. 957).

RAYNAUD, *Pseudo-rhumatisme infectieux et rhumatisme tuberculeux* (thèse de Paris, 1904).

RICHARDIÈRE et PÉRON, Forme osseuse du rhumatisme scarlatin (*Société médicale des Hôpitaux de Paris*, 1er décembre 1893).

RIOLLET, *Du rôle de la blennorragie dans l'étiologie de la spondylose rhizomélique et du rhumatisme chronique vertébral* (thèse de Lyon, 1903).

ROBIN et LONDE, Torticolis et lumbago d'origine articulaire et rhumatismale (*Revue de Médecine*, 1894, p. 837).

SABOURIN, *De l'atrophie musculaire rhumatismale* (thèse de Paris, 1873).

SCHNELL, *Ueber polymyositis Dissertation* (Würzburg, 1892).

SÉLACOVITCH, *Certains accidents articulaires chroniques consécutifs au rhumatisme articulaire aigu* (thèse de Paris, 1896).

SICK, Akute recidivierende Polymyositis in epidemischen Auftreten (*Münch. Med. Woch.*, 1905, n° 23).

SOLLE, *Contribution à l'étude de la rétraction de l'aponévrose plantaire* (thèse de Lyon, 1906).

SOUPLET, *la Blennorragie maladie générale* (thèse de Paris, 1893).

SPILLMANN et HAUSHALTER, Contribution à l'étude des manifestations spinales au cours de la blennorragie (*Revue de Médecine*, 1891, p. 651).

STRANGEWAYS (T.-S.-P.), Discussion on Rheumatoid Arthritis (*The British Medical Association, Exeter* aug. 1907 ; *Lancet*, 17 août 1907, p. 440).

SYMES (J.-O.), Discussion on Rheumatoïd Arthritis (*The British Medical Association*, Exeter aug. 1907 ; *Lancet*, 17 août 1907, p. 441).

— The Rheumatic Diseases (*London and New-York*, John Lane, the Bodley Head, 1905).

TEISSIER, Rapport au Congrès français de Médecine (Liège, 1905) (*Semaine médicale*, 1905, p. 457).

TEISSIER et ROQUE, Article RHUMATISME CHRONIQUE (*Traité de Brouardel et Gilbert*).

THANASSESCO, *Contribution à l'étude du rhumatisme chronique de la colonne vertébrale* (thèse de Paris, 1892).

TRASTOUR, *Du rhumatisme goutteux chez la femme* (thèse de Paris, 1853).

URDY, *Considérations sur le rhumatisme blennorragique et plus spécialement sur l'atrophie musculaire consécutive* (thèse de Paris, 1878).

VALTAT, *De l'atrophie musculaire consécutive aux maladies articulaires* (thèse de Paris, 1877).

VERHOOGEN, *Rapport au Congrès français de Médecine*, Liège, 1905.

VERNEY, *Contribution à l'étude de la spondylose rhizomélique et de son étiologie blennorragique* (thèse de Paris, 1908).

VIGNES, *Atrophies du rhumatisme et de la goutte* (thèse de Paris, 1880).

VILLEDIEU, *Sciatique d'origine tuberculeuse* (thèse de Lyon, 1902).

VINCENT, le Rhumatisme thyroïdien *(Société médicale des Hôpitaux de Paris*, 15 mai 1908).

VIRCHAUX, *Contribution à l'étude des formes graves du rhumatisme chronique* (thèse de Paris, 1893).

VOISIN, *la Talalgie blennorragique* (thèse de Paris, 1899).

VULPIAN, *Clinique médicale de la Charité*, 1879.

WAGNER, *Contribution à l'étude de l'aponévrite plantaire* (thèse de Lyon, 1911).

WALLICH, Des troubles musculaires consécutifs aux arthrites *(Gazette des Hôpitaux*, 1888, p. 849, n° 92).

WEILL, Des troubles nerveux chez les tuberculeux *(Revue de Médecine*, 1893, p. 449).

WEST (S.), Chronic Diseases of Joints usually Comprised in the Terms Chronic Rheumatism, Osteo-Arthritis, and Rheumatic Gout *(The British Medical Association*, 31 juillet 1901 ; *Lancet*, 3 août 1901, p 329).

WIART et COUTELAS, Arthropathies tuberculeuses *(Revue de la Tuberculose*, 1905, p. 38).

B. — TRAITEMENT DE L'IMPOTENCE

ACKERMANN, Om den operativa behandlingen af arthritis deformans *(Nord med. Arkiv., N. F.*, 1898, Bd IX, Heft 3-4).

AGNIEL, *Sur la photothérapie et quelques-unes de ses applications dans les maladies nerveuses* (thèse de Lyon, 1908).

ALLARD, *Traitement électrique de la sciatique*, A. E. M., 1902.

ANDRIEUX, *Considérations sur les boues thermales* (thèse de Paris, 1911).

ARMAND, *De l'héliothérapie à l'altitude dans le traitement des tuberculoses externes* (thèse de Lyon, 1911-1912) (voir la bibliographie de l'héliothérapie).

ARMSTRONG (W.), Treatment of Rheumatic Affections by Counter-irritation of the Spine *(British Balneological and Climatological Society*, 9 décembre 1908; *Lancet*, 19 décembre 1908, p. 1817).

— *Chelsea Clinical Society*, 19 mars 1901 ; *Lancet*, 30 mars 1901, p. 936).

AUGIER, *Traitement du rhumatisme déformant par les agents physiques et les eaux thermales d'Evaux-les-Bains* (thèse de Paris, 1908).

AXEL LAMM, Des bains de boues minérales *(Congrès de Biarritz*, 1886).

BABINSKI, Spondylose et douleurs névralgiques très atténuées à la suite de pratiques radiothérapiques *(Revue de Neurologie*, 1908, p. 262).

BABINSKI, CHARPENTIER et DELHERM, Radiothérapie de la sciatique *(Revue neurologique*, 30 avril 1911, p. 525).

BAGOT, *Traitement du rhumatisme articulaire chronique par l'hydrothérapie marine et les agents physiques* (thèse de Paris, 1912).

BANNATYNE, Traitement des affections chroniques des articulations par fibrolysine *(Lancet*, 1909, 23 janvier).

— Excision of Joints in Cases of Rheumatoid Arthritis *(Lancet*, 18 novembre 1899, p. 1400).

BARTOLOTTI, *IVe Congrès international d'Electrologie et de Radiologie médicales*, Barcelone, septembre 1910.

BAUMLER, le Rhumatisme chronique et son traitement *(XVe Congrès allemand de Médecine interne*, Berlin, 9-12 juin 1897).

BÉNASSON, *De quelques traitements récents du rhumatisme blennorragique* (thèse de Paris, 1911).

BILLAUD (Ch.), De certains effets de la thiosinamine dans le rhumatisme chronique *(Gazette médicale de Nantes*, 14 décembre 1907 ; *Province médicale*, 1908, p. 103).

BIRAUD, la Névralgie sciatique et les étincelles du courant de haute fréquence *(IIIe Congrès international de Physiothérapie)*.

BLANC (L.-G.), *le Traitement de la sciatique par les agents physiques* (thèse de Paris, 1910).

BONNAMOUR, *Deux observations de rhumatisme blennorragique traité par le vaccin gonococcique de Wright.*

— Le vaccin gonococcique de Wright dans le traitement du rhumatisme blennorragique *(Société médicale des Hô-*

pitaux de Lyon, 28 mai 1912 ; *Lyon médical*, 1912, n° 25, p. 1403).

BONNARD, *Du dermatol et de ses applications dans le rhumatisme* (thèse de Lyon, 1892).

BORDET, les Effluves de haute fréquence et le rhumatisme articulaire *(Revue thérapeutique*, 15 mars 1908 ; *Archives d'Electricité médicale*, 25 janvier 1909).

BORDIER, Ce que peut la physiothérapie dans le traitement des arthrites chroniques, et en particulier de celles du genou *(Journal des Praticiens*, 17 juillet 1909, p. 449).

BOUCHARD, Traitement local des localisations du rhumatisme *(Académie des Sciences*, juillet 1902).

BOWEN DAVIES (W.), An address on the Spa Treatment of Arthritis deformans *(British Balneological and Climatological Society*, 27 octobre 1904).

BRISTOW, Reports of some cases treated by vaccines (Communication à la Société médicale de l'Etat de New-York, *Med. Record*, LXXIII, n° 5, p. 199).

BRUCK, Ueber spezifische Behandlung gonorrhoischer Prozesse *(Deutsch. med. Woch.*, 18 mars 1909, n° 11, p. 470).

BURNET (James), Some remarks on the therapeutic action of the iodides *(Lancet*, 8 septembre 1896, p. 646).

CASSIDY (M.-A.), Case of Rheumatoid Arthritis treated by Hoefftcke's splint *(Royal Society of Medicine Clinical Section*, 8 novembre 1912 ; *Lancet*, 16 novembre 1912, p. 1364).

CATES (B.), The active treatment of Muscular Rheumatism *(Boston medical and surgical Journal*, 2 novembre 1905).

CHARTERES, Action de la thiosinamine *(Glascow med. Journ.*, septembre 1910, n° 3, p. 165).

CHÉRON, Traitement du rhumatisme articulaire chronique par les courants continus *(Gazette des Hôpitaux*, 1869).

CHEVRIER, *Gazette des Hôpitaux*, 17-19 mai 1910, n° 56, p. 807.
— *Archives d'Electricité médicale*, juin 1911, n° 311, p. 511.

CHOCQUET, *De l'intervention chirurgicale dans certaines variétés d'arthrite sèche* (thèse de Lille, 1896).

CLARKE (Jackson), Some Surgical Phases of Rheumatoid Arthritis and Similar Affections *(West London Medico-Chirurgical Society*, 4 janvier 1901 ; *Lancet*, 12 janvier 1901, p. 103).

CLAUDE, Application des boues radioactives en thérapeutique *(Archives générales de Médecine*, juillet 1909).

CLAUDE et TEULIÈRE, *Société de Radiologie médicale de Paris*, 14 décembre 1909 ; *Presse médicale*, 8 janvier 1910, n° 3.

Clinique hydrologique, Paris, Masson, 1909.

COLE (R.-I.) and MEAKINS (J.-C.), The Treatment of Gonorrhœal Arthritis by Vaccines (*Johns Hopkins Hospital Bulletin*, vol. XVIII, 1907, p. 223).

COLLINSON (F.-W.), A case of Rheumatoid Arthritis ; Ankylosis of Both Elbows ; Excision (*Lancet*, 4 novembre 1899, p. 1231).

Congrès français de Physiothérapie, Paris, 9-12 avril 1912.

CORNILS, *Ueber Gelenkresectionen bei arthritis deformans und Hallux valgus* (thèse d'Iéna, 1890).

DARDEL, Traitement hygiénique et diététique du rhumatisme chronique (*Journal de Clinique médicale et chirurgicale*, 25 février 1906).

— Traitement du rhumatisme chronique (*Province médicale*, 16 novembre 1907).

— Hygiène du rhumatisant (*Quinzaine médicale*, 1907).

DAUSSET, Air chaud et massage (procédé de Frey) (*la Clinique*, 1908, p. 120, 21 février).

— Sur le traitement des névralgies par les agents physiques et en particulier par l'air chaud (*la Clinique*, 21 août 1908, p. 539).

DEZANNEAU, *Du rhumatisme blennorragique et de son traitement* (thèse de Paris, 1895-1896).

DIEULAFOY, Vaccins de Wright (*Clinique médicale de l'Hôtel-Dieu de Paris*, 1909, vol. VI, p. 181).

DOMINICI et GY, De l'application du radium au traitement du rhumatisme blennorragique (*la Clinique*, 24 janvier 1908, n° 4, p. 57).

DURAND, le Traitement local du rhumatisme chronique par les frictions de haute fréquence (*Bulletin de la Société française d'Electrothérapie et de Radiologie*, décembre 1909).

DURAND-FARDEL (Max), *Traité des eaux minérales*, Germer-Baillière, Paris.

— *Des eaux minérales et des maladies chroniques*, Paris, Alcan, 1885.

DUREY, Thermothérapie dans les affections articulaires (*Journal de Physiothérapie*, 15 février 1910).

DUVERNAY, le Traitement de la sciatique par l'hydrothérapie

chaude. Résultats immédiats. Résultats éloignés *(Lyon médical*, 1911, t. II, p. 1279).

ELTER, Beitr. zur chir. Behandlung der Arthritis deformans, insbesondere der kleineren Gelenke *(Deutsche Zeitschrift f. Chir.*, 1903, Bd LXVI, p. 387-398).

EVE (F.-C.), A simple form of Electrical Light and Heat Bath, with eight cases of Osteo-arthritis treated by it *(Lancet*, 18 mai 1901, p. 1396).

EWART (William), « Interrupted circulation » as a therapeutic agent (with illustrative cases of rheumatoid arthritis) *(Lancet*, 27 janvier 1906, p. 213, et 13 août 1904, p. 442).

— Ice or Heat as a Local Application ? *(Lancet*, 8 avril 1899, p. 955).

EYRE (J.) and STEWART (B.-H.), The Treatment of Gonococcus Infections by Vaccines *(Lancet*, 10 juillet 1909, p. 76).

FALIBOIS, Hydrothérapie des rhumatismes chroniques *(Rapport au Congrès de Physiothérapie*, Paris, avril 1912).

FABRE (Mme et M.), *Congrès de Dijon, A. F. A. S.*, août 1911.

FERRAS, *De la médication sulfurée*, Paris, 1898.

FIORI, la Fibrolysine dans le traitement de la maladie de Dupuytren *(Riforma medica*, t. XXVI, n° 27, 4 mai 1910).

FOCK, *Arch. f. klin. Chir.*, Bd I, 1861.

FOSTER (Michael-G.), Discussion on rheumatoid arthritis *(The British Medical Association*, Exeter aug. 1907 ; *Lancet*, 17 août 1907, p. 441).

FRANÇON, Six cas de sciatique avec scoliose croisée guéris par le traitement thermal d'Aix-les-Bains *(Lyon médical*, 1893).

FRANKE, *Zur operativen Behandlung der chronischen Gelenkrentzüdungen in Festschrift, Benno Schmidt zur Feier der Vollendun seines 70, Lebensjahres gewidmet*, Leipzig, 1896.

GARA, le Traitement des ankyloses graves des articulations par la fibrolysine *(Wiener klin. Woch.*, 1908, n°s 10 et 12).

GAUBE, Minéralisation dans le rhumatisme chronique *(Académie de Médecine*, 19 septembre 1899 ; *Gazette des Hôpitaux*, 1899, p. 985).

GILBERT, The application of Dr Frey's hot air douche in combination with massage, with an account of its application in chronic gout and rheumatism *(XIIIe Congrès international de Médecine*, Paris, 1900).

GILLOT, Sur le développement et les progrès de la radiumthérapie *(Bulletin général de Thérapeutique,* 30 août 1913).

GRUNSPAN et FAROY, Traitement des complications articulaires de la blennorragie par l'air chaud *(Gazette des Hôpitaux,* 1910, n° 26).

GUILLEMINOT, *Electricité médicale : Travail du Laboratoire du professeur Bouchard,* 1905.

GUTZENT, Action du radium dans l'organisme *(Congrès de Radiologie et d'Electricité,* Bruxelles, 1910).

HAN JANSEN, *Ugeskrift for jeager,* novembre 1910, nos 44 et 45.

HARET, la Radiumthérapie dans la goutte et le rhumatisme chronique *(Rapport au IVe Congrès de Physiothérapie,* 1912 ; *Journal de Médecine interne,* 30 avril 1912, p. 114).

HEEGER, Sur le traitement par la fibrolysine des affections articulaires ankylosantes *(Münch. med. Wochenschr.,* t. LVII, n° 5, 1er février 1910).

HIS, *Travaux sur la radiumthérapie du rhumatisme chronique.*

— *Journal de Physiothérapie,* n° 108, décembre 1911, p. 641.

— *Berlin. med. Gesells.,* 18 janvier 1911.

— *Société française d'Electrothérapie et de Radiologie,* décembre 1911.

— *Archives d'Electricité médicale,* 10 février 1911, n° 303.

HOLLOS, Quelques cas de rhumatisme tuberculeux guéris au moyen des corps immunisants de Carl Spengler *(Société médicale des Hôpitaux,* 28 avril 1911 ; *Gazette des Hôpitaux,* 2 mai 1911, n° 50, p. 761).

HUCHARD et FIESSINGER, le Traitement du rhumatisme articulaire chronique *(Journal des Praticiens,* 6, 13 et 20 février 1904).

HYDE, *The Causes and Treatment of Rheumatoid Arthritis,* London, John Bale and Sons, 1896.

IRONS, Treatment of gonococcus arthritis by injections of dead gonococci *(Archives of international medicine,* mai 1908, p. 433 ; *Journal of infectious diseases,* juin 1908, p. 279).

JACQUET et LEZARY, Traitement du rhumatisme blennorragique par la méthode de Bouchard *(Société de l'Internat des Hôpitaux de Paris,* 23 novembre 1905).

JOUENNE, *les Différents traitements de la sciatique* (thèse de Paris, 1903-1904).

KEETLEY (C.-R.-B.), Some Surgical Phases of Rheumatoid Arthritis and Similar Affections *(West London Medico-Chirurgical Society,* 4 janvier 1901 ; *Lancet,* 12 janvier 1901, p. 103).

KLAPP, Ueber die Behandlung von Gelenkergüssen mit heisser Luft *(München med. Wochenschrift,* 1900, n° 23).

KLEIN, Thèse de Bonn, 1897.

KNOTZ, Traitement des ankyloses par les injections de fibrolysine *(Med. Klin.,* t. V, n° 30, 25 juillet).

KOLIPINSKI, l'Arthrite déformante et son traitement *(Med. News* 3 septembre 1904).

KÖNIG, Erkrankungen des Hütgelenkes *(Berlin. klin. Woch.,* 1901, p. 65).

LANCE, la Thiosinammine (fibrolysine) *(Gazette des Hôpitaux,* 13 et 20 décembre 1910).

LANCEREAUX et PAULESCO, *Journal de Médecine interne,* 1er janvier 1899.

LAPINA, *Traitement du rhumatisme par le salicylate de méthyle en applications locales* (thèse de Paris, 1897-98).

LATHAM (P.-W.), *Pathology and teatment of rheumatoid arthritis,* Deighton, Bell and Co, 1905.

— The pathology and treatment of rheumatoid Arthritis *(Lancet,* 6 avril 1901, p. 999).

LAUMONIER, la Diététique des rhumatismes chroniques *(Rapport au Congrès de Physiothérapie,* 1912).

LAQUERRIÈRE et DAUSSET, les Résultats actuels de notre expérimentation au moyen de la douche d'air chaud *(Société de Thérapeutique,* Paris, 28 octobre 1908).

LARAUZA (Roger), Dax et ses moyens thérapeutiques *(Gazette des Eaux,* 1909).

— *Nos eaux, nos boues et la radioactivité,* Dax, 1910.

LAVIEILLE, *les Stations de boues minérales d'Europe,* Malvin, Paris, 1898.

— Hydrothérapie des rhumatismes chroniques *(Rapport au Congrès de Physiothérapie,* avril 1912).

LECOCONNIER, *Contribution à l'étude du traitement du rhumatisme noueux* (thèse de Paris, 1902).

LEDUC, Actions thérapeutiques du courant continu *(Gazette médicale de Nantes,* 1893).

LEJARS, l'Intervention opératoire dans le rhumatisme chronique déformant *(Semaine médicale,* 18 janvier 1905, p. 25, n° 3).

LEUILLIEUX, Applications à la thérapeutique de la théorie des ions. Traitement électrolytique de certaines manifestations articulaires et nerveuses de la goutte et du rhumatisme *(Journal de Physiothérapie,* n° du 15 juin 1903).

LEURET, Valeur thérapeutique des boues de Barbotan *(Académie de Médecine,* 14 janvier 1908).

LÉOPOLD-LÉVI, le Traitement thyroïdien du rhumatisme chronique *(Journal médical français,* n° 5, 15 mai 1912, p. 200).

— Résultats éloignés de la cure thyroïdienne dans le traitement du rhumatisme chronique, huit années de pratique *(Société de Médecine de Paris,* 28 juin 1913).

— Peut-on guérir le rhumatisme chronique par le traitement thyroïdien ? *(Bulletins de la Société de l'Internat,* 26 juin 1913).

— Résultats éloignés de la cure thyroïdienne dans le traitement du rhumatisme chronique *(Archives médico-chirurgicales de Province,* août-septembre 1913, nos 8 et 9).

LÉVI et H. DE ROTHSCHILD, Traitement thyroïdien du rhumatisme chronique *(Académie de Médecine,* 4 février 1908; *Gazette des Hôpitaux,* 1908, p. 175, n° 15).

LÉVY, Traitement hydrothérapeutique du rhumatisme chronique *(New-York med. Journ.,* 13 octobre 1906).

LIBOFF, Propriétés physiques de la boue médicinale, leur valeur en thérapeutique *(Vratch. Saint-Petersb.,* 8 juillet 1897).

LIÉBERT, *De l'emploi des courants continus dans le traitement du rhumatisme chronique déformant* (thèse de Paris, 1906).

LUCAS-CHAMPIONNIÈRE, *Journal de Médecine et de Chirurgie pratiques,* 10 avril 1910.

LUFF (Arthur-P.), Discussion on Rheumatoid Arthritis *(British Medical Association,* aug. 1907 ; *Lancet,* 28 décembre 1907, p. 1827 ; 17 août 1907, p. 440).

— Discussion on rheumatoid arthritis *(Medical Society of London,* nov. 27th 1905).

— An address on some diseases in relation to spa treatment *(Lancet,* 9 décembre 1905).

— *The British Medical Association,* 31 juillet 1901.

LUNN (J.-R.), Excision of Temporo-maxillary Joints for Rheumatoid Arthritis *(Clinical Society of London,* 24 janvier 1896 ; *Lancet,* 1er février 1896, p. 294).

MC CRAE, Discussion on rheumatoid arthritis *(The British Me-*

dical Association, Exeter aug. 1907 ; *Lancet*, 17 août 1907, p. 441).

MAC OSCAR, The treatment of gonnorheal rheumatism with a vaccine (*Lancet*, n° 4499, 20 novembre 1909, p. 1498).

MAILLARD, *Traitement du rhumatisme chronique chez l'enfant* (thèse de Nancy, 1908).

MAININI, l'Action du vaccin gonococcique sur les arthrites à gonocoques (*Presse médicale*, 16 janvier 1909).

MARQUIS, *les Applications chirurgicales de l'aérothermothérapie* (thèse de Paris, 1910).

MAUTÉ, Traitement de quelques affections à staphylocoques et à gonocoques par des vaccins préparés suivant la méthode de Wright (*Comptes rendus de la Société de Biologie*, 1909, 2 avril, n° 12, p. 517).

MAYDL, Coxa vara und Arthritis deformans coxae (*Wien. klin. Rundschau*, 1897, n°s 10, 11, 12).

MÉNÉTREL, Traitement des sciatiques et des rhumatismes (*Académie de Médecine*, 25 février 1908).

MENZER, Un cas de rhumatisme articulaire chronique traité par le sérum antistreptococcique (*Deutsch. Militär. Zeitschr.*, février 1905, p. 146 ; *Presse médicale*, 14 juin 1905, n° 47, p. 376).

MIDELTON (W.-J.), The treatment of rheumatoid arthritis (*Lancet*, 28 septembre 1907, p. 895).

— Treatment of Rheumatic Affections by Counter-Irritation of the Spine (*British Balneological and Climatological Society*, 9 décembre 1908).

MONRO, Traitement des états rhumatoïdes chroniques (*The Glascow med. Journal*, février 1908).

MULLER, *Arch. f. klin. Chir.*, Bd XLVII, 1894 ; *Semaine médicale*, 1894, p. 435.

— Un cas de spondylarthrite déformante grave amélioré par les injections de fibrolysine (*Med. Klin.*, 1909, t. V, n° 3, 17 janvier).

NATHAN (P.-W.), *The Treatment of Arthritis Deformans.*

NEUMANN, The treatment of sciatica, Arthritis Deformans, and Scleroderma by superheated dry Air (The Tallerman System) (*Lancet*, 30 mars 1901, p. 923).

PAINTER (C.-F.), Intervention chirurgicale dans le rhumatisme chronique (*American Journal of Orthopedic Surgery*, avril 1908, p. 413).

PARHON et PAPINIAN, Pathogénie et traitement du rhumatisme

chronique articulaire (*Presse médicale*, 4 janvier 1905, p. 3).

PARKER (R.-D.), Excision of Joints in Cases of Rheumatoid Arthritis (*Lancet*, 18 novembre 1899, p. 1401).

PARTURIER. Eaux et boues de Saint-Amand (*Gazette des Eaux*, p. 233, 1909).

PATOUREL, *Contribution à l'étude des frictions de haute fréquence* (thèse de Paris, 1911).

PETIT, Rhumatisme chronique. Electrothérapie (*Gazette des Hôpitaux*, 1907, n° 86, p. 1023).

PIATOT, *Propriétés radioactives et indications thérapeutiques des eaux minérales de Bourbon-Lancy*, Protat, Mâcon, 1907.

PISSAVY et CHAUVET, Traitement du rhumatisme blennorragique par les injections de sérum antiméningococcique (*Bulletin et Mémoires de la Société médicale des Hôpitaux*, 1909, p. 435).

PLANCHE, Boues minérales de Balaruc-les-Thermes (*Congrès international d'Hydrologie*, Biarritz, 1889).

PORTER (F.-J.-W.), The Treatment of gonorrheal Rheumatism with anti-gonococcus serum (*Journal of the Royal Army Medical Corps*, novembre ; *Lancet*, 23 novembre 1907, p. 1479).

PY, *Du traitement radiothérapique des sciatiques* (thèse de Paris, 1912).

RAMON et CHIRAY, Guérison du rhumatisme blennorragique par les injections de sérum antiméningococcique (*Bulletins et Mémoires de la Société médicale des Hôpitaux*, 1910, p. 529).

REBATTU, De l'émanation du radium en inhalation en médecine interne (*Province médicale*, 29 mars 1913).

RENAULT (Al.), Traitement des arthrites blennorragiques par les boues radioactives (*Société médicale des Hôpitaux de Paris*, 2 décembre 1910 ; *Bulletin médical*, 7 décembre 1910).

RÉNON, Traitement de la talalgie blennorragique par les bains d'air chaud (*Société de Thérapeutique*, 25 juillet 1900).

RILHAC, *Des courants de haute fréquence. Leur emploi en médecine, principalement dans le rhumatisme chronique* (thèse de Paris, 1898-1899).

RIVIER, *la Cure hélio-marine méditerranéenne* (thèse de Lyon, 1911-1912) (voir la bibliographie de l'héliothérapie).

ROBIN (A.), Traitement du rhumatisme chronique et en particulier du rhumatisme chronique partiel plus particulièrement localisé aux hanches (*Bulletin général de Thérapeutique*, 30 août 1913).

ROBIN (A.), Indications des stations thermales (*Bulletin de Thérapeutique*, 1910, I, p. 848).

— *Thérapeutique usuelle du praticien*, Paris, 1911.

RŒDERER, le Massage dans la sciatique rhumatismale (*la Clinique*, 1906).

ROMBACH, *Traitement des complications articulaires de la blennorragie par l'air chaud* (thèse de Paris, 1911).

ROSENTHAL (G.), Emploi du sérum antirhumatismal dans la chorée de Sydenham et le rhumatisme chronique (*Société médicale de Paris*, 10 juin 1910 ; *Gazette des Hôpitaux*, 1910, p. 986, n° 68).

ROSENTHAL (Rébecca), *Traitement local des arthrites rhumatismales et blennorragiques par les injections de salicylate de soude* (thèse de Paris, 1910).

SCHAWLOW, *Petersb. med. Woch.*, 1909, n° 6.

SERGENT (E.), Rhumatisme chronique et insuffisance thyroïdienne (*Société médicale des Hôpitaux de Paris*, 22 mai 1908) (*Clinique*, 29 mai 1908, p. 351).

SOUPAULT, Action du radium sur quelques affections articulaires (*Bulletin de la Société médicale des Hôpitaux de Paris*, 11 novembre 1904, p. 102).

SOUTHAM (F.-A.), A Note on the Excision of Joints in Rheumatoid Arthritis (*Lancet*, 9 décembre 1899, p. 1586).

STRONG, The results of the use of fibrolysin in cases of fibrous contraction (*Lancet*, 21 août 1909, p. 529).

TAYLOR (W.), On the Treatment of Neuralgia and Rheumatism by Currents of Hot Air, with some Account of the Apparatus Employed (*Lancet*, 26 novembre 1898, p. 1385).

TEISSIER, Rhumatisme articulaire chronique traité par le dermatol (*Société nationale de Médecine de Lyon*, décembre 1891).

TEULIÈRE, *Essai sur un nouveau traitement du rhumatisme blennorragique* (thèse de Paris, 1909).

THIROUX, Action physiologique des bains de boues thermo-minérales sulfureuses. Applications thérapeutiques (*Congrès international de Moscou*, 1897).

— Bains de boue (*Congrès international d'Hydrologie*, 4e session, Liège, 1898).

— Etude hydrologique et médicale sur la station de Saint-Amand (*Archives générales d'Hydrologie*, mars 1903).

THIROUX, *Traitement du rhumatisme chronique progressif par les boues thermales,* Paris, 1895, Maloine.

TUBBY (A.-H.), Traitement de la rétraction de l'aponévrose palmaire par incision et fibrolysine *(XVIIe Congrès international des Sciences médicales,* Londres, 6-12 août 1913).

— An address on Arthritis Deformans (Osteo-Arthritis, Rheumatoid Arthritis) with a notice of its surgical treatment *(Lancet,* 26 décembre 1908, p. 1865).

— Le traitement de la maladie de Dupuytren *(Med. Press and circul.,* in *Canad. Pract.,* septembre 1910, p. 607).

VERLHAC, *Traitement de la sciatique par le massage* (thèse de Paris, 1894).

VIALA, *Opothérapie thyroïdienne dans le traitement des affections rhumatismales* (thèse de Bordeaux, 1899).

WALSH (David), The Hot-air Treatment of Eczematous, Gouty, Rheumatic and Other Affections *(Lancet,* 18 août 1900, p. 482).

WEYPRECHT, *Zur operativen Behandlung der Arthritis deformans* (thèse de Würzburg, 1896).

WHITE et EYRE, The results of a year's use of vaccines in general medicine *(Lancet,* n° 4475, 5 juin 1909, p. 1586 ; *Presse médicale,* n° 63, 7 août 1909, p. 566).

WHITMORE, The inoculation of bacterial vaccines as a practical method for the treatment of bacterial diseases with special reference to the treatment of infections due to the gonococcus *(Philippine Journ. of Science,* 1908, p. 421).

WIBAUW, les Bains de boue en thérapeutique *(le Scalpel,* résumé dans *Gazette des Eaux,* 1907).

WICKHAM, Quelques notes sur l'emploi du radium en thérapeutique *(Annales de Dermatologie et de Syphiligraphie,* octobre 1906).

WICKHAM et DEGRAIS, l'Emanation du radium et ses applications thérapeutiques *(Paris médical,* 1913, p. 128).

WILSON, Hot air in joint Diseases *(Annals of Surgery,* 1899).

ZANDER, *Eein Fall von Hüftgelenksresektion wegen Arthritis deformans* (thèse de Würzbourg, 1889).

ZESAS, Ueber Resektion des Hüftgelenkes bei Arthritis deformans *(Deutsche Zeitschrift f. Chir.,* 1888, Bd XXVII, p. 586).

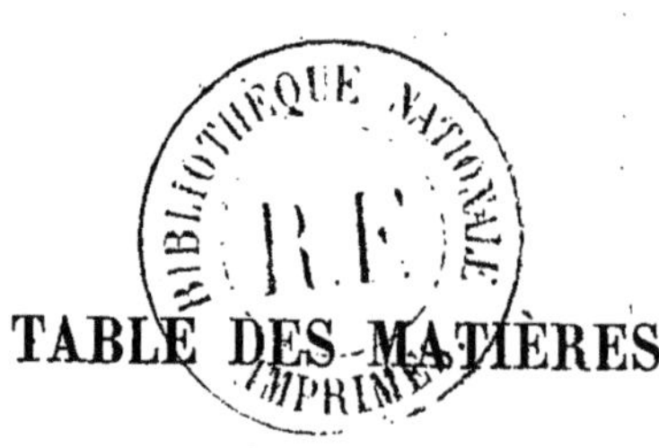

TABLE DES MATIÈRES

Lyon. — Imprimerie A. Rey, 4, rue Gentil. — 65990

www.ingramcontent.com/pod-product-compliance
Ingram Content Group UK Ltd.
Pitfield, Milton Keynes, MK11 3LW, UK
UKHW012159240726
13966UKWH00002B/443